Die Frühsymptome

der

arteriosklerotischen Gehirnerkrankung.

Von

Professor Dr. **Raecke,**
Oberarzt der Städtischen Irrenanstalt in Frankfurt a. M.

Referat,
erstattet auf der 37. Versammlung Südwestdeutscher Neurologen
und Irrenärzte am 8. Juni 1912 in Baden-Baden.

Springer-Verlag Berlin Heidelberg GmbH 1913

ISBN 978-3-662-24141-7   ISBN 978-3-662-26253-5 (eBook)
DOI 10.1007/978-3-662-26253-5

Sonder-Abdruck aus dem Archiv für Psychiatrie. Bd. 50. Heft 2.

Die degenerativen und entzündlichen Veränderungen des Gefässapparates, welche heute unter der Bezeichnung Arteriosklerose oder Atherosklerose zu einer Gruppe vereinigt werden, sind so häufig, dass man ihnen nach neueren Berechnungen die Mehrzahl aller Todesfälle nach dem 40. Jahre zur Last legen muss, und sehr vielfach erweisen sich dann ausser den Arterien anderer Körperabschnitte auch die Gefässe in Gehirn und Rückenmark an dem Krankheitsprozesse beteiligt.

Freilich haben wir uns bei unserem heutigen Thema nur mit denjenigen Fällen näher zu beschäftigen, in welchen das Gehirnleiden dauernd im Vordergrunde des gesamten klinischen Bildes gestanden und entweder den Tod direkt herbeigeführt oder aber doch sehr wesentlich zu seinem Eintritt beigetragen hat. Dennoch lässt es sich nicht vermeiden, einige allgemeine Bemerkungen vorauszuschicken.

Man hat davon abzusehen gelernt, die Arteriosklerose als eine blosse Alterserscheinung aufzufassen. Als mögliche Ursachen werden nicht nur Abnutzung durch körperliche und geistige Anstrengung sowie seelische Erregungen mit häufigen starken Blutdruckschwankungen genannt, sondern auch toxische Schädlichkeiten, wie Alkohol, Blei, Nikotin, Koffein, Mutterkorn, Adrenalin, ferner Infektionskrankheiten, wie Typhus, Scharlach, Diphtherie, Influenza, Malaria, ganz besonders auch Lues, schliesslich Störungen der inneren Sekretion, alimentäre Toxine bei unzweckmässiger Lebensweise, Gicht, Diabetes, kachektische Zustände. Man hat ausserdem von einer fibrösen Diathese gesprochen in Fällen, in denen das Leiden sich schon sehr früh und ohne klar ersichtliche Ursache gemeldet hatte, von einer familiären Disposition zur Arteriosklerose mit einer von Haus aus minderwertigen Anlage der Gefässwandungen. Es handle sich da gewissermassen um eine als Entartungszeichen anzusehende „Gefässbelastung", die sich besonders bei männlichen Individuen geltend mache.

In der Tat haben zahlreiche Beobachter das Vorkommen von Arteriosklerose bereits im jugendlichen und Kindesalter festgestellt. Ich nenne nur die Arbeiten von Fürstner, Naunyn, Marchand, Ribbert, Hallenberger, Romberg, Wiesel. Durch mehrere Generationen hindurch konnte Binswanger frühzeitige Arteriosklerose verfolgen, die bei fast der Hälfte aller männlichen Familienmitglieder in Erscheinung trat. Allerdings vermag, wie namentlich Hamburger hervorhebt, gerade bei Kindern eine erhöhte Spannung infolge vasomotorischer Störungen leicht Rigidität der Gefässwandungen in vivo vorzutäuschen. Immerhin liegen genügende pathologisch-anatomische Untersuchungen vor, um die Tatsache eines sehr frühzeitigen Beginns der Arteriosklerose sicher zu stellen. Nach Lancereaux soll sie in der Regel bis in die dreissiger Jahre zurückreichen, nach Marchand keineswegs selten mit ihren ersten Anfängen bis ins zweite Dezennium. Nur ihr manifester Ausbruch erfolgt vorherrschend zwischen dem 50. und 60. Lebensjahre, seltener in den 40er Jahren.

Besonders betroffen werden von dem Leiden nach Theilhaber die jugendlichen Schlemmer, nach Ferenczi die Entbehrenden und schwer Arbeitenden, nach Herz die ernst angelegten Pflichtmenschen, nach Cramer die Kraftnaturen, die an keinem Vergnügen vorbeigehen, nach Windscheid die Kopfarbeiter, nach Binswanger schwachbefähigte Naturen, die stets etwas Unfertiges hatten. Nach Friederich wäre die moderne Ueberhastung und Abhetzung schuld; nach Cramer sollen öfters Vielesser erkranken. Cramer weist sogar ausdrücklich auf die Kommerzienräte hin, die in Aufsichtsräten sitzen. Allein viel ist, wie unsere Zusammenstellung lehrt, mit allen solchen Behauptungen nicht anzufangen.

Weber meint, dass es sich häufig um überschwängliche und degenerative Charaktere handle. Allgemein gelten Nervöse, Neurastheniker und Manisch-Depressive wegen ihrer häufigen Blutdruckschwankungen als vorzugsweise gefährdet. Dieser Punkt erscheint deshalb wichtig, weil die in derartigen Fällen dem Ausbruch einer arteriosklerotischen Gehirnerkrankung längere Zeit voraufgegangenen Krankheitserscheinungen somit nicht ohne weiteres als Frühsymptome der Arteriosklerose angesprochen werden dürfen.

In den meisten Fällen von Arteriosklerose wird man wohl ein Zusammenwirken beider Faktoren, der Disposition und der erworbenen Schädigung, annehmen dürfen. Zwar mag eine von Haus aus schwache Gefässwandung bereits infolge der gewöhnlichen Anforderungen des

Lebens dem Aufbrauch verfallen, dagegen setzt die Erkrankung besser entwickelter Gefässhäute die Einwirkung gehäufter oder ungewöhnlich schwerer Schädigungen voraus.

Nach Bäumler ist die Arteriosklerose zuerst nicht Allgemeinerkrankung, sondern wird es erst sekundär, während sie anfangs nur einzelne Gefässgebiete befällt; und Romberg hat hervorgehoben, dass jeder seine Arteriosklerose in dem Gefässgebiete bekomme, das er am meisten angestrengt hat. Nach seinen Zusammenstellungen wird am häufigsten das Herz betroffen, in etwa ein Drittel der Fälle. Am zweithäufigsten, in etwa 11 pCt., entstehe die Gehirnarteriosklerose. Auch Quincke rechnete die Gehirnarterien zu den vorzugsweise und am frühesten erkrankten Gefässen. Jedenfalls entwickelt sich aber die Arteriosklerose des Gehirns ausserordentlich langsam und schleichend. Vermutlich können viele Jahre hindurch rigide Gehirngefässe vorhanden sein, ohne erkennbare klinische Symptome zu machen. Wenigstens dürfte der häufig zufällige Befund sklerosierter Gefässe bei Gehirnsektionen, ohne dass in vivo entsprechende Krankheitserscheinungen voraufgegangen waren, eine solche Annahme nahe legen. Nach Erlenmeyers bekanntem Ausspruch schleicht sich die Hirnarteriosklerose herbei wie der Teufel auf Socken und fällt die stärksten Eichen.

Gewiss gibt es Fälle, in denen eine Hirnarteriosklerose zur Ausbildung gelangt, ohne dass die Gefässgebiete in anderen Organen oder an der Peripherie wesentlich miterkrankt wären. Allein in der Regel haben wir damit zu rechnen, dass gleichzeitig oder vor der Entwicklung einer Hirnarteriosklerose weitgehende Veränderungen entsprechender Art in anderen Körperabschnitten sich eingestellt haben. Die durch die letzteren bedingten klinischen Symptome überdecken die ersten vom Gehirne ausgehenden Störungen, oder sie eilen Jahre vorauf und sind nachträglich schwer von den echten zerebralen Frühsymptomen zu unterscheiden. Es gilt diese Bemerkung ganz besonders von den durch arteriosklerotische Affektion von Herz und Nieren bedingten Störungen. Die ersten klinischen Allgemeinerscheinungen sind in allen diesen Fällen ausserordentlich ähnlich.

Versucht man ferner bei einem durch Autopsie einwandsfrei sicher gestellten Falle von Hirnarteriosklerose nachträglich an Hand der Krankengeschichte zu prüfen, welche Symptome zuerst die Entwicklung des Gehirnleidens angekündigt haben, vermag man wieder nicht sicher zu unterscheiden, welche Beschwerden des Patienten hervorgerufen waren durch anatomische Läsionen im Zentralnervensystem, und welche lediglich einleitenden funktionellen Störungen entsprungen sein mochten.

Namentlich die letztere Schwierigkeit lässt es zur Zeit unmöglich erscheinen, das Studium der Frühsymptome arteriosklerotischer Gehirnerkrankungen zu teilen und unter spezieller Berücksichtigung der bisher pathologisch-anatomisch abgegrenzten Krankheitsformen in Angriff zu nehmen. Die pathologische Anatomie hat uns ja eine grosse Zahl verschiedener zentralarteriosklerotischer Krankheitsbilder kennen gelehrt. Alzheimers perivaskuläre Gliose und senile Rindenverödung, Binswangers Encephalitis subcorticalis, Naunyns pseudomultiple Sklerose, Jacobsohns akute Bulbärparalyse, Pierre Maries Foyers lacunaires und État vermoulu usw., sie alle bilden nur verschiedene Typen zentraler Arteriosklerose. Von den mehr groben Gewebseinschmelzungen führen allmähliche Uebergänge zu den diffusen Veränderungen. Aber immer ist im Grunde, wie Spielmeyer mit Recht betont hat, die Verschiedenheit der Formen abhängig von Grad und Tempo der Gefässerkrankung, und es bleibt uns bisher unbekannt, warum der Prozess bald dieses bald jenes Gefässsgebiet des Gehirns bevorzugt.

Bei solcher Verschiedenheit der Lokalisationsmöglichkeiten und grossen Ungleichwertigkeit der betroffenen Gehirnprovinzen begegnen wir auch einer verwirrenden Mannigfaltigkeit von klinischen Krankheitsbildern. Der von Windscheid und Alzheimer angestellte Versuch, wenigstens nach der Quantität der Veränderungen eine leichte und schwere klinische Verlaufsform abzugrenzen, muss ebenfalls für eine Betrachtung der Frühsymptome sich unbrauchbar erweisen, denn jederzeit kann die leichte „nervöse" Form in die schwere übergehen, so dass dann beide Krankheitsbilder die gleichen Früherscheinungen aufweisen.

Man könnte vielleicht ein anderes Einteilungsprinzip für das Studium der Frühsymptome zerebraler Arteriosklerose darin erblicken wollen, dass man eine Sonderung der Dauererscheinungen von den passageren anstrebte. Allein, wie schon Pick gezeigt hat, entspricht jedem zerebralen Dauersymptom auch ein solches von anfallsweisem Charakter, und jenes kann sich aus diesem entwickeln. Neben nervösen Allgemeinerscheinungen, die unter einem der Neurasthenie ähnlichen Bilde die Gehirnkrankheit einleiten können, herrschen passagere Herderscheinungen im Frühstadium vor als Ausdruck einer wachsenden Unzuverlässigkeit der zerebralen Zirkulation, während bleibende Ausfälle mehr späteren Stadien angehören. Wir werden daher am zweckmässigsten lediglich zwischen somatischen und psychischen Krankheitszeichen unterscheiden.

Das Wesentliche der ersten Phase eines arteriosklerotischen Prozesses ist immer und überall die sich ausbildende **vasomotorische**

Leistungsunfähigkeit des Gefässapparates, die Herabsetzung der Erregbarkeit für Reize und der Adaption wechselnden Anforderungen gegenüber. Es wäre hier an die schönen plethysmographischen Untersuchungen der Rombergschen Schule zu erinnern, durch welche wir den bei Rigidität eintretenden Verlust der normaler Weise hohen Erregbarkeit einer Gefässwand und ihrer schnellen Lumensänderungen auf Reize kennen gelernt haben.

Bei dem Arteriosklerotiker leidet unter dieser Starre der Gefässlumina die Regulierung der Blutverteilung, und es entsteht notwendig eine grosse Unzuverlässigkeit der Zirkulation. Das nur ungenügend durchblutete Gehirn muss zeitweise in seinen Leistungen versagen. Wie im übrigen Körper beobachtet werden vorübergehendes Absterben der Hände, Dysbasia Erb, Erythromelalgie, Raynaudsche Krankheit, ebenso kann man mit Grasset von einem durch intermittierende zerebrale Zirkulation bedingten Hinken des Gehirns reden angesichts der flüchtigen Reiz- und Ausfallssymptome des Initialstadiums.

Manifest wird gewöhnlich die Leistungsunfähigkeit des erkrankten zerebralen Gefässapparates zuerst im Augenblick, da eine neue Schädlichkeit einwirkt, oder eine besondere Anstrengung verlangt wird. Unfall, körperliche Erkrankungen wie Influenza, Pneumonie, Typhus, Exzesse aller Art, besonders Nikotin- und Alkoholmissbrauch, heftige seelische Erregung, eine forzierte Radtour oder Bergbesteigung, das einmalige Heben einer zu schweren Last können plötzliche körperliche und psychische Ausfallserscheinungen provozieren. Befleissigen sich dagegen Personen, die mit dieser von Potain als Meiopragie bezeichneten Unfähigkeit zu jedem Plus an Leistung behaftet sind, der erforderlichen Ruhe, verschwinden ihre Beschwerden. Im Bette fühlen sie sich noch lange als gesunde Menschen.

Wir dürfen daher keineswegs annehmen, dass alle vorübergehend ausgelösten Krankheitszeichen, wie eine momentane Aphasie oder flüchtige Parese, immer schon auf greifbaren anatomischen Veränderungen im Gehirn beruhen, wenngleich die wiederholten Zirkulationsstörungen hier und da ein Zugrundegehen von nervöser Substanz zur Folge haben mögen. Aber sehr wahrscheinlich spielen auch die von Pal als Gefässkrisen bezeichneten, durch Gefässkonstriktion oder Gefässerweiterung erzeugten lokalen Anämien und Hyperämien im Gehirn eine Rolle. Pal hat sogar darauf hingewiesen, dass derartige Krisen nicht nur in schon selbst stärker erkrankten Gefässgebieten auftreten dürften, sondern ebenfalls an Gefässen, die noch wenig oder gar nicht verändert sind. Es brauchte auch nicht der Reiz dazu notwendig immer von einem erkrankten Gefässe auszugehen, es könnte ein vasomotorisches Zentrum betroffen sein und die Krise hervorrufen, oder Störungen im Sympathikus die Ursache bilden. Ja, es wäre denkbar, dass eine bei Arteriosklerose in der Blutbahn befindliche giftige Substanz die Gefässe kontrahierte; wissen wir doch seit den Arbeiten von Josué, dass z. B. durch wiederholte intravenöse Adrenalininjektionen Arteriosklerose erzeugt wird. Später kommt es dann wohl neben blossen Gefässkrampfzuständen zu kleinen, oft passageren Thrombosierungen. Der verlangsamte Blutstrom, die Verdickung der Gefässwände führt zu chronischer Unterernährung des empfindlichen Nervenparenchyms, das allmählich degeneriert. Endlich werden Stoffwechselstörungen aller Art und die Affektion anderer Organe wie Herzschwäche und urämische Vorgänge auf das Gehirn schädigenden Einfluss ausüben müssen.

Wenden wir uns nach diesen Vorbemerkungen, welche die einstweilige Unmöglichkeit einer Klassifizierung der Früherscheinungen nach der Art ihrer Entstehung dartun sollten, zur kritischen Betrachtung der hauptsächlichsten klinischen Zeichen des Initialstadiums, so können wir zweckmässig mit den nervösen Allgemeinerscheinungen und den somatischen Störungen beginnen.

Der Schlaf leidet sehr regelmässig im Initialstadium der arteriosklerotischen Gehirnerkrankungen. Unter 140 einschlägigen Krankengeschichten der Kieler psychiatrischen und Nervenklinik, die ich daraufhin durchgesehen habe, enthielten 21 pCt. der Anamnesen Angaben über hartnäckige Schlaflosigkeit. Friederich kam auf Grund eines grösseren Materials zu 31 pCt. seiner Fälle. Romberg erwähnt besonders vorzeitiges Erwachen mit Angst. Vielfach bestehen Klagen über schreckhafte Träume. Man beobachtet Aufschreien, Sprechen im Schlaf, motorische Unruhe, Traumhandlung aller Art, Zustände von Schlaftrunkenheit. Schlafmittel versagen bisweilen, werden öfters schlecht vertragen und hinterlassen Schwindelgefühl oder anhaltenden Kopfdruck. Mehr transitorisch und in späteren Stadien treten Episoden grosser Schlafsucht auf. Die Kranken dämmern apathisch vor sich hin, schlafen, sich selbst überlassen, ein, haben ein Gefühl bleierner Schwere in allen Gliedern.

Mitunter schon Jahre vor Ausbruch des manifesten Hirnleidens wird von Patienten, die mehr auf sich zu achten gewohnt sind, über eigentümliche Parästhesien und Sensationen berichet, wie anfallsweises Kriebeln und Vertaubungsgefühl in einer Extremität, Druck und Schwere einer Körperhälfte, sonderbare Kälte im Nacken, auch krampfartige Schmerzen und Neuralgien, besonders im Trigeminus oder Occipitalis, die sich mit Vorliebe nach Anstrengung und Aufregung bemerkbar machen. Ausserdem werden geklagt allgemeines Frösteln oder

Die Frühsymptome der arteriosklerotischen Gehirnerkrankung. 9

Hitzeempfindung, Bohren und Stechen bald hier bald da, Gefühl von Sand an Händen und Füssen. Gewiss können psychogene Sensationen, können periphere arteriosklerotische Prozesse eine Rolle spielen, allein wir sehen die gleichen Parästhesien auch später in Begleitung eines apoplektischen Insults wiederkehren, in Verbindung mit Paresen, mit streifenförmigen Anästhesien, mit symmetrisch gelegenen hyperalgetischen Zonen, die den radikulären Versorgungsgebieten entsprechen und, wie besonders Pick und Löwy hervorheben, bald spinalen, bald zerebralen Ursprungs sein mögen. Unter den Kieler Patienten hatten 25 pCt. über derartige Prodrome geklagt.

Ferner gelten als charakteristisch für zentrale Entstehung mehr schmerzhafte Missempfindungen wie anfallsweise Formikationen, Brennen, Strammen, Jucken, das von den Kranken als „ganz närrisch und nicht zum Aushalten" geschildert wird. Bekannt ist der Fall von Edinger, in welchem — freilich erst in einem späteren Stadium — unerträglicher zentraler Schmerz zu mehrfachen Suizidversuchen Anlass gab.

Das meist konstante und wohl lästigste Frühsymptom ist der Kopfschmerz. Zwar behaupten die Amerikaner Walton und Paul, der sogenannte arteriosklerotische Kopfschmerz sei nicht eigentlich organischen Ursprungs, sondern vorwiegend auf eine komplizierende Neurasthenie zurückzuführen. Er finde sich nur in einem Bruchteil der Fälle. Nur dann sei Kopfschmerz als sicher arterioklerotisch anzusehen, wenn er sich direkt an einen apoplektischen Insult anschliesse. Diese Behauptung verträgt sich schlecht mit der von deutschen Autoren festgestellten grossen Häufigkeit des Kopfschmerzes im Initialstadium. Auch in unseren Fällen fand er sich bei über 60 pCt. Jedenfalls darf ein im späteren Leben neu auftretender Kopfschmerz als wichtiges Warnungssignal gelten.

Man hat wohl nach der Art des Kopfschmerzes durchgreifende Unterschiede gegenüber dem neurasthenischen Kopfweh finden wollen, allein überblickt man eine grössere Zahl von einschlägigen Arbeiten, erhält man so verschiedenartige Schilderungen, dass es unmöglich wird, ein wirklich einheitliches Bild zu konstruieren. Teils wird der arteriosklerotische Kopfschmerz als diffus bezeichnet, als allgemeine Eingenommenheit des Kopfes und Dösigkeit, teils als Druck auf Stirn, Scheitel, Hinterhaupt. Bald heisst es, charakteristisch seien bohrende Empfindungen an umschriebener Stelle, blitzartiges Zucken durch den Kopf, fliegende Stiche, ein Drang von innen heraus, als wollte der Kopf platzen, die Augen aus den Höhlen treten, Pochen in den Schläfen, Wühlen und Rumoren im Kopfe, als wenn Wasser kochte, oder krampfartiges Reissen. In vereinzelten Fällen wird der Schmerz so quälend, dass die Patienten stöhnend umherlaufen, Taedium vitae äussern. Durch Eintritt eines apoplektischen Insults kann der Schmerz plötzlich wie abgeschnitten sein. Zuweilen tritt er nur anfallsweise für Stunden auf; in anderen Fällen dauerte er fast unablässig Tage und Wochen, ist schon morgens beim Erwachen da, bleibt bis zum Abend und kann selbst nachts im Schlafe stören. Bei Personen, die früher an Migräne gelitten haben, scheint auch der arteriosklerotische Kopfschmerz streng halbseitig in Form einer Hemikranie auftreten zu können. Ferner wird angegeben Ziehen vom Nacken herauf, Hitzegefühl im ganzen Schädel, Wallungen mit ängstlicher Beklemmung und einem Gefühl, als ob sich alles im Kopfe umdrehte. Hier kann mitunter Nasenbluten Erleichterung bringen. Gelegentlich wurde Druckempfindlichkeit an Warzenfortsatz und Ansatz des Kopfnickers konstatiert. Das Gefühl von Eingenommenheit des Kopfes vermag sich vorübergehend bis zu einem Zustande von Benommenheit zu steigern.

Sehr viel bedeutsamer als die spezielle Art des Schmerzes erscheint seine grosse Abhängigkeit von blutdrucksteigernden Momenten wie Anstrengungen, Aufregungen, Alkoholgenuss und namentlich plötzlichem Lagewechsel. Der Kopfschmerz kann in der Ruhe völlig fehlen und erst bei bestimmter Tätigkeit sich melden. So musste einer unserer Patienten seine Beschäftigung als Reisender aufgeben, weil er bei vielem Sprechen sofort Kopfweh bekam. Andere vertragen nicht mehr das Schreiben, Rechnen, können nicht mehr Berg- und Treppensteigen leisten, ohne von Kopfweh befallen zu werden. Jede Anstrengung der Bauchpresse bei Husten, Niesen, Defäzieren usw. ruft Kopfschmerz hervor, ebenso jedes Neigen des Kopfes, nicht nur Bücken, sondern schon tiefe Kopflagerung im Bette.

Das Gleiche ungefähr gilt vom Schwindel, der ebenfalls ausserordentlich häufig als Frühsymptom auftritt, in unseren Fällen nachweisbar bei 57 pCt., während ihn Friederich immerhin in der Hälfte seiner Beobachtungen gezählt hat. Ein einziger Anfall von typischem Drehschwindel beleuchtet, wie Cramer treffend ausführt, blitzartig die Situation: Der Patient wird plötzlich leichenblass, er muss sich halten, um nicht zu fallen; alles scheint sich um ihn zu drehen. Er hat das Gefühl, als schwinde ihm die Besinnung, Schweiss kann ihm auf die Stirn treten. Im Moment ist alles vorüber. Seltener stürzt der Kranke wirklich hin. Manchmal hilft es ihm, wenn er einen festen Punkt fixieren kann.

Anfangs vereinzelt, nur wenige Male im Jahr, im Monat, stellt sich der Schwindel allmählich immer häufiger ein. Jahrelang kann er zusammen mit dem Kopfschmerz die hauptsächlichste Beschwerde ausmachen. Auch er hängt oft in ausgesprochenem Masse ab von äusseren

Momenten und wird ausgelöst von allen grösseren psychischen oder körperlichen Anstrengungen, von Erschütterungen, schnellen Bewegungen, Wendungen, Lagewechsel bei Aufstehen, Niedersitzen, Hinlegen, längerem Bücken, z. B. beim Strumpf anziehen. Ferner meldet sich Schwindel leicht nach reichlichen Mahlzeiten, wohl bedingt durch die starke Blutverschiebung.

In manchen Fällen entwickelt sich kein richtiger Drehschwindel. Es wird dem Patienten nur flimmerig oder schwarz vor den Augen. Sein Gang kann kurze Zeit schwankend sein, wie der eines Betrunkenen. Dem Auge erscheint vielleicht alles von Nebel umhüllt, verschleiert, und Geräusche klingen wie aus weiter Ferne. Ein mit Angst verbundenes Gefühl der Unsicherheit, als versagten die Beine, mag zum Niedersitzen zwingen. Eigentliche Ohnmachten sind selten, und hier dürften häufiger auch Herzstörungen von Einfluss sein. Neuerdings hat besonders Herz auf die Bedeutung von Extrasystolen für solche Anfälle von ohnmachtsähnlichen Absenzen hingewiesen.

Nach Krehl entstehen Extrasystolen neben dem gewöhnlichen Herzrhythmus durch abnorm hohen Blutdruck, der den Muskel in einen grösseren Spannungs- und Erregungszustand versetzt. Hier kann schon ein geringer Reizzuwachs auslösend wirken. Fällt die einer Extrasystole folgende Systole aus, entsteht eine doppeltlange Pause. Während manche Patienten von ihren Extrasystolen nicht weiter behindert zu werden scheinen, sieht man bei anderen Anfälle von Bewusstlosigkeit mit Atempausen und richtige epileptiforme Anfälle auftreten. Herz meint, dass die extrasystolischen Pausen bei normalen Gefässen durch die Elastizität ihrer Wandungen ausgeglichen werden, während sie bei starren Gefässen im Gehirn zu Funktionsstörungen führen.

Zum Schwindel wie zum Kopfschmerz kann sich Sausen in den Ohren zugesellen, auch Pfeifen, Knallen, musikalische Geräusche, endlich Uebelkeitsgefühl bis zum Erbrechen und Pulsverlangsamung. Immer ist der Gehörapparat gründlich zu untersuchen, um differential-diagnostische Irrtümer zu vermeiden. Stein konstatierte bei Hirnarteriosklerose an beiden Vestibularapparaten abnorme Uebererregbarkeit für kalorische und Drehreize. Dagegen soll galvanische Uebererregbarkeit nach Erben nicht vorhanden sein. Die Behauptung von Fedan, dass Blutdruckdifferenz in den beiden Temporalarterien Schwindel erzeuge, wird durch unsere Erfahrungen nicht bestätigt.

Weiter können, zugleich mit dem Schwindel oder auch isoliert, flüchtige Herdsymptome als apoplektiforme Insulte in Erscheinung treten: Rindenzuckungen, Mono- und Hemiparesen, aphasische, apraktische und asymbolische Symptome. Auch diese lokalen Anzeichen passagerer zerebraler Zirkulationsstörungen sind vielfach durch Anstrengung irgend welcher Art provoziert, melden sich aber gelegentlich ganz spontan, blitzartig, wie aus heiterem Himmel. Kraepelin erwähnt einen Kranken, der plötzlich seinen Löffel nicht mehr gebrauchen konnte. Häufiger ist transitorischer Sprachverlust, oft verbunden mit Schwäche und Kriebeln in der rechten Hand. Heard und Osler haben auf die Möglichkeit kolossaler Häufung solcher Anfälle hingewiesen. Russel berichtet über einen 50jährigen Mann, der allein in einem Monat vier Hemiplegien und eine Hemianopsie erlitt, die sämtlich spurlos wieder verschwanden.

Gerade die plötzlichen Gesichtsfelddefekte, mit denen sich bisweilen der Krankheitsausbruch überraschend einleitet, verdienen besonderes Interesse. Ein Kieler Patient, der bis dahin kaum nennenswerte Beschwerden gehabt hatte, verlor im Bureau bei der Arbeit sein Augenlicht bis auf einen Schein für mehrere Stunden. Aehnliche Fälle sind wiederholt in der Literatur niedergelegt. Hier spielen aber neben zentralen Vorgängen Thrombosierungen der Netzhautgefässe eine Rolle.

Wilbrand hat denn auch stärkere Schlängelung der Augenhintergrundsgefässe, eventuell verbunden mit lokomotorischer Pulsation, als die wichtigste Erscheinung im Anfangsstadium der Gehirnarteriosklerose angesprochen. Es ist jedoch zu betonen, dass sie ebensowohl auf lokalen nutritiven Störungen im Auge beruhen können, ohne dass gleichzeitig eine Arterioskerose des Gehirns vorhanden zu sein braucht. Ueberdies hat Hertel nachgewiesen, dass Gefässwandveränderungen lange bestehen können, ehe eine Schlängelung der Gefässe im Augenhintergrunde wahrnehmbar wird.

Die frühzeitige Gesichtsfeldeinschränkung, welche Windscheid und Vogt beschrieben haben, kommt wohl vorwiegend auf psychischem Wege zustande. Sie ist ein Verlangsamungssymptom, wie sie Cramer treffend genannt hat, und lässt sich durch eine geeignete Untersuchungsmethode, die der Erschwerung des Gedankenablaufs Rechnung trägt, beseitigen. Die von Otto näher gewürdigte Schädigung der Optici durch den Druck rigider Karotiden und die noch häufigere Degeneration der Sehnervenfasern in Folge von Sklerose der Ophthalmika gehören kaum ins Frühstadium. Es pflegt sehr lange zu dauern, bis die so sich entwickelnde Atrophie an der Papille bemerkbar wird. Nach Liebrechts Zusammenstellung ward nur zweimal eine atrophische Abblassung des Sehnerven längere Zeit vor dem Tode konstatiert. Ueber die durch eine solche Degeneration im Beginn gesetzten Funktionsstörungen wissen wir nichts Sicheres.

Transitorische Augenmuskellähmungen mit Doppelsehen sind mehr ein Frühsymptom der Lues cerebri und scheinen bei der reinen Hirnarteriosklerose nur recht vereinzelt vorzukommen. Binswanger stellte sie ganz in Abrede. Bumke erwähnt sie kurz. In den Kieler Anamnesen waren nur dreimal Angaben in dieser Richtung vorhanden. Eher beobachtet man Blickbeschränkungen. Cramer beschreibt namentlich flüchtige Abduzensparesen. Dieselben können nur stundenweise in Erscheinung treten, an manchen Tagen ganz fehlen.

Grössere Bedeutung wird von manchen Autoren den Veränderungen der Pupillen zugeschrieben. Zingerle hält sie für ein fast regelmässiges Symptom, ausgenommen Lichtstarre. Verzogene Pupillen erklärte Cramer für selten. Andere Beobachtern haben sie mehrfach beschrieben. Wir fanden sie in 19 pCt. Auf Differenz der Pupillen haben vor allem Alzheimer, Beyer und Weber hingewiesen. Wir konnten sie in fast 23 pCt. notieren. Allein Bittorf hat das gleiche Symptom sehr oft bei Arteriosklerose konstatiert und erinnert an die Auffassung von Huchard, wonach es eventuell auch durch den Druck sklerotischer Gefässe auf den Grenzstrang des Sympathikus verursacht sein könnte. Nach Bumke findet sich neben Differenz der Pupillenweite häufiger auch eine Verschiedenheit der Pupillenreaktion zwischen links und rechts. Es soll bei einseitiger stärkerer Reizung der Rinde gewöhnlich die kontralaterale Pupille die weitere sein.

Hinsichtlich der Lichtreaktion sprechen sich Binswanger, Ziehen, Olah und Stransky dahin aus, sie bleibe dauernd erhalten. Alzheimer, Cramer und Bumke erwähnen absolute Starre. Wir fanden diese in nur 1,4 pCt. Es kann sich um Blutungen in die Sphinkterkerne handeln. Bumke gedenkt ausserdem der Möglichkeit einer blossen Reflextaubheit durch Läsionen der Sehbahn. Weber betont in erster Linie den grossen Wechsel in den Pupillensymptomen der Arteriosklerotiker. Die Lichtstarre, welche meist mit einer gleichzeitigen Störung der Konvergenzreaktion verbunden zu sein pflege, zeige sich öfter einer Rückbildung fähig. Auch Spielmeyer stimmt mit Binswanger, Alzheimer und Weber darin überein, dass eine echte reflektorische Pupillenstarre bei reiner arteriosklerotischer Hirnkrankung nicht vorkomme, sondern dass die beschriebenen Beeinträchtigungen der Pupillarbewegungen in das Gebiet der absoluten Starre gehörten. Bei den sehr seltenen Fällen reflektorischer Starre, wie sie Westphal und Wollenberg mitgeteilt haben, handelte es sich vermutlich um eine Kombination mit Lues.

Allerdings findet sich häufiger Trägheit der Pupillen. Wir konnten sie in 34,3 pCt. unserer Fälle beobachten. Aber sie war meist verbunden mit Miosis, die in 33,6 pCt. bestand, und nicht selten auch mit Arcus senilis. Man dürfte daher kaum fehlgehen, wenn man diese Trägheit der Reaktion als Alterserscheinung ansieht. Im Alter pflegt die Pupillenreaktion überhaupt nachzulassen, und Siemerling hat bei Greisen sogar Lichtstarre feststellen können. Jedenfalls lässt sich zusammenfassend sagen, dass das Argyll-Robertsonsche Phänomen nicht als Frühsymptom der Hirnarteriosklerose in Betracht kommt.

Ausfall von Geruch und Geschmack findet sich mehr in den späteren Stadien des Leidens, desgleichen Schluckstörung und die von Frankl-Hochwart beschriebene zerebral bedingte Harnretention. Wie weit Bradykardie und Arhythmie des Pulses durh Erkrankung des Zentralnervensystems hervorgerufen werden können, ist noch nicht hinreichend geklärt.

Ein recht beachtenswertes Frühsymptom, auf das besonders Cramer die Aufmerksamkeit wieder gelenkt hat, nachdem es bereits 1893 Lancéreaux hervorgehoben hatte, ist die arteriosklerotische Behinderung der Sprache. Wir fanden sie in einem Viertel unserer Fälle angegeben. Es handelt sich in der Hauptsache um eine Erschwerung und Verlangsamung der Sprache mit Versagen bei erhöhten Anstrengungen. Nach Kraepelin sind es mehr paretische als ataktische Vorgänge, die zu Grunde liegen. Die Sprache wird schleppend, undeutlich und verwaschen, mitunter ausgesprochen skandierend, ferner monoton oder tremolierend. Ein nasaler oder bulbärer Beiklang kann sich beimengen. Dagegen fehlt im Gegensatze zur progressiven Paralyse das Stolpern, und die Mitbewegungen sind weniger ausgeprägt. Die letzten Worte eines Satzes werden gerne verschluckt. Jederzeit kann zur artikulatorischen Komponente eine aphasische hinzutreten und das Bild komplizieren.

Cramer erwähnt, dass geübte Redner im Frühstadium der Hirnarteriosklerose zur Freude ihrer Stenographen sehr viel langsamer sprachen, als sonst und statt 200—300 Silben, nur 80—100 in der Minute produzierten. Ein Patient unserer Beobachtung war schon Jahr und Tag vor Ausbruch des Leidens in Gesellschaft auffallend stumm geworden, weil er sich bei längerer Unterhaltung nicht mehr Herr seiner Zunge fühlte und bald ganz unverständlich ward.

Sehr viel weniger zuverlässig als isolierte Frühsymptome erweisen sich leichte Hypoglossus- und Fazialisparesen, weil ihre Unterscheidung von angeborenen oder gewohnheitsmässigen Asymmetrien für den Arzt meist auf Schwierigkeiten stösst. Nur, wenn sich mit ihnen eine halbseitige Herabsetzung der motorischen Kraft der Extremitäten oder Steigerung der Sehnenreflexe vergesellschaftet, ist ihre Bedeutung einwandsfrei. In den Kieler Krankengeschichten war 14 Mal eine zweifellose Parese des unteren Fazialisastes vermerkt. Flüchtige Störungen dürften wohl häufiger vorkommen. Erst in den späteren Stadien entwickelt sich eine auffallende Schwerfälligkeit der Mimik bis zu maskenartiger Starre des Gesichts.

Auch motorische Schwäche der Extremitäten bildet sich in der Regel erst allmählich im Laufe der Erkrankung aus. Alzheimer beobachtete in mehr als der Hälfte seiner Fälle hemiparetische Erscheinungen, einmal Hemiplegie mit spastischer Kontraktur. Aber schon im Frühstadium macht sich gelegentlich eine zeitweise Schwerfälligkeit der oberen Extremität bemerkbar, eine wachsende Unsicherheit der Fingerbewegungen, ohne dass doch eigentliche Ataxie nachweisbar zu sein brauchte. So klagte eine Patientin, dass sie manchmal ausser Stande sei, die Nadel einzufädeln. Ein Herr bemerkte an sich die Unfähigkeit in gewohnter Weise das Fleisch zu zerlegen. Andere haben Mühe, den Rock auf- und zuzuknöpfen u. dgl. Bei einem Bureaubeamten unserer Beobachtung war Erschwerung des Schreibens bis zur Unleserlichkeit das erste Zeichen. Sein Arzt dachte fälschlich an Schreibkrampf.

Gerade Schriftveränderungen fallen zuweilen besonders früh auf und spiegeln gut die Unregelmässigkeit der feineren Bewegungen wieder. Schob beschreibt schwere Schreibstörungen mit ausfahrenden Zügen und Neigung zum Verschreiben bei längeren Worten. Auch hier ist charakteristisch, dass die Unsicherheit nur zeitweilig so stark wird, dass sie jedes leserliche Schreiben unmöglich machen kann. In leichteren Fällen erscheint die Schrift mehr zittrig und infolge rascherer Ermüdbarkeit unregelmässig.

Zitterbewegungen sind im Frühstadium überhaupt häufig. Es kann eine Art Intentionstremor bestehen oder choreiforme Unruhe oder Schütteln in einer oder beiden Händen, wie bei beginnender Paralysis agitans. Häufiger ist gewöhnlicher Tremor mit Neigung zu gelegentlichem Vorbeigreifen, zumal bei Aufregungen und Anstrengungen. Wir konnten derartige Erscheinungen neunmal verzeichnen.

Allmählich sich ausbildende Schwäche der Beine führt zu eigentümlichen Gangstörungen, die bei ihren anfallsweisen Schüben der Dysbasia Erb ähnlich sehen können. Die volle Entwicklung einer Paraparese mit spastischer Kontraktur gehört ebenso wie die bleibenden hemiparetischen Erscheinungen einem späteren Stadium an; dagegen sind als frühzeitige Vorläufer zu nennen: Schleppen der Füsse mit kleinen Schritten, zeitweises Versagen der Beine bei Anstrengungen, Differenz und Steigerung der Kniephänomene, Andeutung von Patellar- und Fussklonus, und, worauf Déjérine besonderen Wert legt, vorübergehendes Auftreten des Babinskischen Zeichens. Dauernde Anwesenheit dieses pathologischen Zehenreflexes ist freilich sehr selten. Im Gegenteil betont Binswanger als Regel das Fehlen von Babinski. Derselbe kann sich jedoch nach Weber manchmal bei weiterem Fortschreiten der Gewebszerstörungen allmählich dauernd herausbilden.

Den Schwächeerscheinungen der Extremitäten ist meist wieder in ausgesprochenstem Masse die Abhängigkeit von äusseren Umständen eigen. Ihrem Eintritt gehen vielfach abnorme Sensationen vorauf, wie Kribbeln, Gefühl von Hitze oder Kälte, die mehr lästig als schmerzhaft empfunden werden. Rombergsches Phänomen kommt ebenfalls zeitweise vor. In den Kieler Krankengeschichten war es 36mal aufgeführt. Das Schwanken kann sich auch beim Gehen bemerkbar machen, der Gang auch bei fehlender motorischer Schwäche mitunter breitspurig und unsicher erscheinen.

Bei den Störungen der Sehnenreflexe herrscht Steigerung vor. Unter unseren Kranken wurden in 41,4 pCt. normale Kniephänomene, und in 51,4 pCt. gesteigerte konstatiert. Nur in 2,9 pCt. bestand das Westphalsche Zeichen. In 4,3 pCt. sprang eine starke Differenz der Kniephänomene in die Augen. Eine solche Ungleichheit der Sehnenreflexe durch einseitige Steigerung kann nach Siemerling lange Zeit hindurch vorhanden sein. Jedenfalls ist auf eine deutliche Differenz grösserer Wert zu legen, als auf blosse Reflexerhöhung. Patellar- und Fussklonus sind gewöhnlich nur angedeutet, seltener richtig ausgeprägt. Auch bei den Achillessehnenreflexen überwiegt die doppelseitige Steigerung der Häufigkeit nach; es beansprucht aber deutliche Differenz die grössere Beachtung.

Manche Autoren haben eine Steigerung der Sehnenreflexe für die arteriosklerotische Gehirnerkrankung als charakteristisch hinstellen wollen. Bloch hat z. B. in seinen Fällen gesteigerte Kniereflexe „fast nie vermisst". Indessen können sie fehlen, wenn das Rückenmark am Krankheitsprozess mitbeteiligt ist, oder wenn gleichzeitig neuritische Veränderungen vorliegen. Auch sind die Achillessehnenreflexe bei manchen Patienten nicht mehr vorhanden, weil sie überhaupt im Alter schwinden können. Das Gleiche gilt wohl von den Abdominalreflexen, die bei unseren Patienten sogar in 17,9 pCt. sich nicht auslösen liessen.

Das Lumbalpunktat zeigt bei reiner Gehirnarteriosklerose in der Regel keine Pleozytose. Leichte Vermehrung der Zellen ist allerdings beschrieben worden, doch kann man bisher mit diesen Ausnahmebefunden nichts anfangen. Erst in späteren Stadien mögen meningitische Reizungen im Anschluss an Blutungen oder Erweichungen gelegentlich eine richtige Pleozytose zur Folge haben, welche sich von der paralytischen dann nicht ohne weiteres unterscheiden lässt. Nach Spielmeyer ist eine beträchtliche Vermehrung des Eiweissgehaltes bei schwerer Arteriosklerose nicht selten. Im Frühstadium aber liess sich wenigstens bei den Kieler Fällen nichts derartiges beobachten. Pathologisches Eiweiss, das durch die Probe von Guillain-Parant oder deren Modifikation nach Nonne-Apelt nachzuweisen wäre, scheint überhaupt bei reiner Hirnarteriosklerose nicht einwandsfrei vorzukommen. Schwieriger liegen die Verhältnisse, wenn der betreffende Patient Syphilis durchgemacht hatte. Dann können durch diese eventuell Veränderungen des Lumbalpunktats bedingt sein. Andernfalls bilden gerade das Fehlen von Pleozytose und pathologischer Eiweissvermehrung wesentliche Unterscheidungsmöglichkeiten gegenüber einer in der Entwicklung begriffenen Dementia paralytica oder einer Lues cerebrospinalis. Wassermannsche Reaktion ist selbstverständlich nur nach überstandener Syphilis zu erwarten, hat mit dem arteriosklerotischen Prozess als solchem nichts zu tun.

Auffallend oft ist bei Arteriosklerotikern der Druck der Spinalflüssigkeit erhöht. Schon Schäfer hatte vor Jahren auf diesen Punkt hingewiesen. Seine Werte schwankten bei Messung in horizontaler Seitenlage zwischen 150 und 200 mm Hg. Freilich handelte es sich da um mehr vorgeschrittene Fälle. Dann hat Weitz gefunden, dass bei chronischer Nephritis und Arteriosklerose Liquordruckerhöhung bestehen könne, während sie sich bei Neurasthenikern und Hysterikern kaum in dem gleichen Masse findet. Besonders auffallend waren nun die in der Kieler Klinik erlangten Daten, wo ebenfalls nach Quinckes Vorschrift stets im Liegen punktiert worden ist. Die Zahlen bewegten sich bei Hirnarteriosklerose zwischen 110 und 300 mm Hg. Es dürfte dieser Erfahrung insofern eine grössere praktische Bedeutung inne wohnen, als man danach nicht berechtigt ist, erhöhten Druck bei einem Traumatiker ohne weiteres auf einen länger zurückliegenden Unfall zu beziehen, wie das von Einzelnen vorgeschlagen wurde. Ferner darf bei der differentialdiagnostischen Abgrenzung zwischen Hirnarteriosklerose und Tumor cerebri, die hin und wieder in Frage kommt, wenn Kopfschmerz, Schwindel, Erbrechen usw. das klinische Bild eines Pseudotumors ergeben, der Höhe des Lumbaldrucks keine ausschlaggebende Bedeutung beigemessen werden.

Damit hätten wir die hauptsächlichsten somatischen Frühsymptome besprochen und können uns nunmehr den psychischen Erscheinungen des Initialstadiums zuwenden:

Zur Trias der nervösen Frühsymptome wird seit Windscheid neben Kopfschmerz und Schwindel die Gedächtnisschwäche gerechnet. Indessen ist im eigentlichen Frühstadium eine objektiv nachweisbare Gedächtnisschwäche noch kaum vorhanden. Vielmehr handelt es sich in der weit überwiegenden Zahl von Fällen um ein subjektives Insuffizienzgefühl, um rasches Ermüden sowie zeitweiliges Versagen der Assoziationstätigkeit und damit des Sicherinnerns, vor allem im Anschluss an Anstrengung und Gemütserregung. Nicht schlecht hat Binswanger den Ausdruck: „Stauung des Gedankenablaufs" gewählt. Es sind noch keine Ausfälle vorhanden, aber wiederum infolge der Unzuverlässigkeit der zerebralen Zirkulationsverhältnisse ist der Patient zeitweise nicht in der Lage, über seinen geistigen Besitzstand sicher zu verfügen. Zuerst sind es gewöhnlich Namen, Zahlen, Daten aller Art, welche früher geläufig nun nicht mehr immer parat gehalten werden können. Mitten im Gespräch schwinden die Worte, fehlen die Gedanken. Nicht immer ist dann aus der Schilderung des geängstigten Patienten die Abgrenzung gegen transitorische Aphasien leicht zu treffen.

Auch das Wortverständnis kann erschwert erscheinen, perserveratorische Elemente können sich bemerkbar machen. Alzheimer spricht von einer psychischen Schwerhörigkeit. Kompliziertere Fragen werden nur sehr langsam erfasst. Die Kranken behalten nicht mehrere gleichzeitig gegebene Aufträge, begreifen nur ungenügend die Vorgänge in ihrer Umgebung, oft mehr infolge ihrer abnormen Ermüdbarkeit als einer tatsächlichen Auffassungsstörung. Naturgemäss wird daher hier die Unterscheidung gegenüber neurasthenischer Unaufmerksamkeit und Zerstreutheit im Frühstadium nicht immer glücken. Erst in vorgeschritteneren Fällen und besonders nach apoplektischen Insulten erleiden die Auffassungs- und Merkfähigkeit solche Einbusse, dass das Bild des Korsakowschen Symptomenkomplexes unter Umständen resultieren kann. Meist fehlt hier aber die Neigung zu Konfabulationen, wenn nicht gleichzeitig Alkoholmissbrauch eine Rolle spielt.

Windscheid hat Wert darauf gelegt, dass bei Kopfarbeitern frühzeitig ein Zustand geistiger Sterilität eintreten soll, ein Nachlassen der schöpferischen Produktionskraft. Einen durchgreifenden Unterschied gegenüber dem Verhalten bei Handarbeitern bedeutet aber, wie Pick richtig betont, diese Beobachtung nicht. Auch die letzteren können im Initialstadium kein Plus mehr an geistiger Leistung aufbringen, sich keiner Modifikation des gewohnten Pensums mehr anpassen. Auch sie fühlen sich nicht mehr als die Alten, sondern erlahmen leicht, ihre Gedanken „gehen ihnen auseinander", und von einem geringfügigen Unfall erholen sie sich nur sehr langsam oder gar nicht mehr.

Tritt die Abnahme der geistigen Fähigkeiten beginnender Hirnarteriosklerotiker allmählich deutlicher hervor, ist es in der Regel der Verlust an Interesse, welcher die Angehörigen zuerst beunruhigt.

Immer mehr werden die alten Beschäftigungen und Liebhabereien eingeschränkt oder aufgegeben. Der Kranke zieht sich von allem zurück, ermüdet auffallend rasch in der Unterhaltung, ist entschlusslos, mit einem Minimum von Tätigkeit zufrieden, steht selbst wichtigen Tagesereignissen völlig gleichgültig gegenüber.

Ein Patient, der selbst merkte, wie er unfähig wurde, sein Geschäft zu führen, der mutlos und entschlusslos ward, raffte sich wohl dazu auf, sein Geschäft zu verkaufen, fürchtete dann aber in seiner Entschlusslosigkeit nicht auskommen zu können und machte den Kauf rückgängig. Bald fühlte er wieder die Unmöglichkeit das Geschäft fortzuführen und suchte es abermals zu verkaufen.

Die grosse Erschwerung der Konzentration tritt schon in der blossen Unterhaltung dem Beobachter entgegen. Auffallender noch wird sie bei Stellen von Fragen, die einiges Nachdenken erfordern, wie Rechenaufgaben, Gleichungen, Scherzfragen und Rätsel; auch die Auflösung wird nur schwer begriffen. Ebenso vermag die Anfertigung des Lebenslaufes unverhältnismässig grosse Mühe zu bereiten. Unterbricht man solche Patienten beim Erzählen, verlieren sie sogleich den Faden. Diese Zustände entwickeln sich vielfach allmählich ohne voraufgegangene transitorische Herderscheinungen. Trotzdem können sie für die Umgebung ganz plötzlich manifest werden, so dass der Beginn der Krankheit von den Angehörigen auf einen bestimmten Tag, eine bestimmte Gelegenheit zurückgeführt wird. Oft scheint es, als ob trotz der wachsenden Leistungsunfähigkeit des Gehirns die geistige Tätigkeit in den eingeschliffenen Bahnen noch einige Zeit mechanisch fortgesetzt worden wäre, bis ein letzter Anstoss die Schwere der Störung offenbarte. Bei einem Patienten von Windscheid mit starker Arteriosklerose schlossen sich die ersten manifesten Beschwerden an starkes Husten an. Binswanger weist darauf hin, wie schliesslich ein geschäftlicher Fehler überraschend den Eklat herbeiführen und zur Aufgabe der Scheintätigkeit zwingen kann. Andererseits ist zu beachten, dass sich auch wieder weitgehende Besserungen unerwartet einzustellen vermögen, bald blitzartig aus heiterem Himmel, bald im Anschluss an äussere Vorgänge, z. B. an den anregenden Besuch eines alten Jugendfreundes, der den Kranken aus seiner Interesselosigkeit herausreisst. Es spricht auch diese Beobachtung wieder dafür, dass es sich lange Zeit weniger um einen Defektzustand als um eine Denkerschwerung und um Nachlassen der Spannkraft handelt.

Auf affektivem Gebiete sind es in erster Linie die grosse Reizbarkeit und Rührseligkeit, welche den Patienten in die ärztliche Sprechstunde treiben. Während die Ansprechbarkeit der Affekte im allgemeinen schon früh leidet, und sich eine egozentrische Einengung des Gefühlslebens entwickelt, wird auf der anderen Seite ein einmal geweckter Affekt leicht masslos. Bedenkliche Wutausbrüche können aus nichtigster Veranlassung entstehen, haltloses Weinen durch einen kleinen Aerger oder unbedeutende Freude verursacht werden. Ein 55jähriger Zugführer unserer Beobachtung schluchzte wie ein Kind, wenn etwas im Dienst nicht klappte; sonst versah er alle seine Funktionen ohne Störung. Von eigentlichem Zwangsweinen ist in solchen Fällen noch nicht die Rede. Oefter besteht dauernd auf Grund eines Insuffizienzgefühls missmutige und niedergeschlagene Stimmung.

Deutliche ethische Defekte bilden sich in der Regel erst nach Eintritt der arteriosklerotischen Demenz aus, deren Besprechung nicht mehr in unser Thema gehört. Eher finden sich leichtere Charakterveränderungen im Initialstadium, wie eine gewisse Abstumpfung des Ehrgefühls, ungewohnte Geschwätzigkeit, brutales Schelten, Freude an obszönen Erzählungen, Abnahme des Pflichtbewusstseins und Unlust zu regelmässiger Tätigkeit, ohne dass doch gröbere Verstösse zu einem öffentlichen Aergernis Anlass geben. Allein ausnahmsweise kann ein weitgehender Verlust der Empfindung für Anstand und Sitte der Entwicklung einer Demenz voraufgehen, ähnlich wie wir es auch in manchen Fällen von progressiver Paralyse beobachten, und es erwachsen alsdann für die forensische Beurteilung nicht geringe Schwierigkeiten. Bisweilen wird dann das Auffällige der Tat und ihre Unvereinbarkeit mit dem gesamten Vorleben des Täters und seiner bisherigen Denkweise den Verdacht auf beginnende geistige Störung nahe legen. Die Umgebung kann von der Krankhaftigkeit der Charakterveränderung überzeugt sein und sich deshalb bereits früher an einen Arzt gewandt haben. Wesentlich ist vor allem der Nachweis einer vorhandenen Arteriosklerose und die Feststellung von Symptomen, die für Beteiligung des Zerebrums am Krankheitsprozesse sprechen. Am heikelsten gestaltet sich naturgemäss die Begutachtung dann, wenn sich der Betreffende bereits früher kriminell betätigt und einen notorisch schlechten Charakter besessen hatte. Es muss dieser Punkt um so mehr hervorgehoben werden, als nach den Untersuchungen von Weber das arteriosklerotische Gehirnleiden vielfach gerade von Haus aus minderwertige Charaktere mit verbrecherischen Neigungen befällt, so dass die Letzteren dann nach krankhaftem Fortfall der bisher mühsam eingeschalteten Hemmungen sehr leicht zum Durchbruch gelangen. Bei den Delikten der Arteriosklerotiker handelt es sich vorwiegend um Betätigung lasziver Neigungen, um Ehebruch, Blutschande, Vergehen an Kindern. Oder es entwickelt sich ein unredliches, verlogenes Wesen mit Betrug und Urkundenfälschung.

In einem unserer Fälle kam es bei einer bisher unbescholtenen 43jährigen Frau vorübergehend zu förmlichem Stehltrieb. Sie nahm alles an sich, was sie erwischen konnte, und klagte dabei selbst, sie sei verrückt im Kopf. Sie hatte bisher nur eine gesteigerte Reizbarkeit und Unzuverlässigkeit des Gedächtnisses gezeigt, auch ab und zu über Schwindel geklagt. Später stellte sich eine rechtsseitige Hemiplegie ein und Schwerfälligkeit der Sprache. Der Puls war rigide, die Radialis perlschnurartig, der Blutdruck, gemessen nach Riva-Rocci, auf 205 erhöht. Im Urin fand sich Eiweiss. Allmählich entwickelte sich eine deutliche Demenz. Anzeige erfolgte nicht, da ihre Umgebung sie für krank ansah. — In einem anderen Falle verging sich ein 40jähriger, bisher unbescholtener Arbeiter, der über Hinfälligkeit, Kopfschmerzen, Schwindel und Vergesslichkeit einige Zeit geklagt hatte, an seiner eigenen Tochter. Bei der Untersuchung zeigte er sich auffallend gealtert, blass und dürftig genährt. Er hatte ein leichtes systolisches Geräusch über der Herzspitze. Radialis und Temporalis waren geschlängelt und rigide, der Blutdruck nicht erhöht. Es bestand rechtsseitige Fazialisparese. Auffallend war vor allem das gleichgültig apathische Wesen und der Mangel an jeder Einsicht. Der § 51 wurde als möglich bezeichnet. Der weitere Verlauf bestätigte die Diagnose einer Hirnarteriosklerose.

Angesichts der in solchen Fällen häufig vorhandenen Unmöglichkeit, durch die vom Gesetz gestatteten 6 Wochen Beobachtungszeit ein abschliessendes Urteil über den Geisteszustand zu erlangen, haben Autoren wie Cramer, Aschaffenburg und Spielmeyer vorgeschlagen, eine Art von bedingter Verurteilung mit Ausdehnung auf 12 Monate bei Verdacht auf beginnendes Hirnleiden einzuführen. Man dürfe dann hoffen, dass im Laufe dieser Zeit zur Einbusse an ethischen Vorstellungen auch noch weitere deutlich krankhafte Symptome sich hinzugesellen würden.

Einfacher sind diejenigen Fälle zu beurteilen, wo es aus Zerstreutheit und Mangel an Uebersicht zu Unordnung und Fehlern in Büchern und Kassen kommt, oder aus krankhafter Reizbarkeit Beleidigungen und Insubordinationsvergehen verübt werden. Hier besteht in der Hauptsache ein neurasthenieartiger Symptomenkomplex mit Klagen über Kopfweh, Ermüdung, Vergesslichkeit, Intoleranz gegen Alkohol, während vereinzelte zerebrale Herderscheinungen, die vorübergehend auftreten, auf die organische Grundlage des Leidens hinweisen. Für die forense Beurteilung gelten dann im grossen und ganzen die gleichen Ueberlegungen wie bei den krankhaften Unterlassungen und Affekthandlungen schwerer Neurastheniker. Manche Autoren wollen sowieso die Neurasthenie des späteren Lebens überhaupt zur Hirnarterioklerose rechnen.

Als Beispiel diene die Krankengeschichte eines 47jährigen Kassendirektors, der seit einiger Zeit über Schwindel, Kopfschmerz, Schlaflosigkeit klagte. Er wurde energielos, verlor die Uebersicht, machte Versehen über Versehen in der Kassenverwaltung, liess Briefe unbeantwortet, scheute sich, die Korrespondenz überhaupt zu öffnen. Wohl machte er sich Sorgen über die Zukunft, war zeitweise deprimiert; aber er hatte kein rechtes Empfinden mehr für die Bedeutung seiner Handlungsweise, vermochte sich nicht zu einem Entschlusse aufzuraffen.

Ein 55jähriger Kassierer ward vergesslich, brachte keine Abrechnungen mehr fertig, schlief im Bureau, unbekümmert um die viele Arbeit, sagte, es sei nichts zu tun. Er war auch sonst still, apathisch geworden, vernachlässigte seine Kleidung, machte unnütze Ausgaben, nahm keine Rücksichten auf die Familie.

In beiden Fällen liessen sich deutliche Zeichen zerebraler Arteriosklerose finden. Wichtig ist immer das allmähliche Fortschreiten der Veränderung der Gesamtpersönlichkeit, obschon öftere Schwankungen möglich sind. Solche Kranke sind in der Regel sehr beeinflussbar. Sie erscheinen daher leicht unbesonnen und leichtsinnig. Die allmähliche Abschwächung ihrer höheren Vorstellungen und Interessen lässt wohl Egoismus und Triebleben mehr hervortreten, ohne dass jedoch ein schwerer ethischer Defekt schon zur Ausbildung zu gelangen braucht.

Ferner werden im Initialstadium der Hirnarteriosklerose mancherlei hysteriforme Bilder mit psychogenen Zutaten beobachtet. Krämpfe und Zitteranfälle, Zusammenfahren bei Geräuschen mit Zuckungen im ganzen Körper ohne Beeinträchtigung des Bewusstseins, pathetisches Klagen nur in Gegenwart des Arztes, Dämmerzustände mit Vorbeireden, stuporöse Episoden können sich einstellen. Gesteigerte Suggestibilität, Launenhaftigkeit, grosse Abhängigkeit der Stimmung und des Befindens von äusseren Vorgängen stehen zeitweise im Vordergrunde und sind imstande vorübergehend die Symptome des organischen Gehirnprozesses zu verdecken.

Häufig zeigt sich dabei eine ausgesprochene hypochondrische Färbung. Neben Klagen über das Gefühl einer Kugel im Halse, Hitze im Kopfe, Aussetzen des Herzschlags und ähnlichen psychogenen Sensationen finden sich mehr wahnhafte Befürchtungen, als bestehe eine abenteuerliche Krankheit im Leibe, als sei es unmöglich, aufzustehen, zu gehen, etwas zu heben oder sonst eine der gewohnten Verrichtungen auszuüben.

Eine unserer Patientinnen lag dauernd auf dem Sofa, vermied jede Bewegung, wollte sich nicht einmal waschen oder die Kleider wechseln aus Angst, die damit verbundene Anstrengung könne ihr schaden.

Mit der gesteigerten Selbstbeobachtung verbindet sich dann gerne ein schrankenloser Egoismus. Die Patienten beschäftigen sich nur noch mit ihren eigenen vermeintlichen Beschwerden, verlieren jedes Interesse für ihre Angehörigen.

Gerade derartigen Kranken, bei denen Einbildung und Uebertreibung eine so deutliche Rolle spielen, wird leicht eine verkehrte Beurteilung zu teil. Die rein funktionellen Beschwerden überwiegen bei flüchtiger Betrachtung so sehr, dass die initialen Anzeichen der in der Entwicklung begriffenen organischen Gehirnerkrankung längere Zeit vollständig übersehen werden. Um so unangenehmer wirkt dann die Ueberraschung, wenn bei dem vermeintlichen Hysteriker, der durch Ignorieren geheilt werden sollte, plötzlich schwere zerebrale Störungen hervorbrechen. **Bei allen hysterischen, neurasthenischen und hypochondrischen Zuständen, die erst im späteren Leben hervortreten, soll man daher stets sorgfältig untersuchen, ob nicht ein arteriosklerotischer Prozess zu Grunde liegen kann.**

Praktisch ebenso wichtig ist die Tatsache, dass Geistesstörungen verschiedenster Art, die äusserlich zunächst den Eindruck heilbarer, funktioneller Psychosen erwecken, das Initialstadium der Hirnarteriosklerose einzuleiten imstande sind. Die Frage des Zusammenhangs zwischen Psychose und Arteriosclerosis cerebri ist sehr verschieden von den einzelnen Autoren beantwortet worden. Manche wie Olah wollten bestreiten, dass die Geisteskrankheit durch die arteriosklerotischen Gehirnveränderungen erzeugt sei, sondern nahmen mehr ein zufälliges Nebeneinander der Erscheinungen an. Andere wie Dreyfus glaubten, dass zu einer bereits vorhandenen funktionellen Geistesstörung z. B. Melancholie die Hirnarteriosklerose hinzutreten könnte. Albrecht hat aus einer relativ geringen Zahl von Beobachtungen den Schluss gezogen, die häufigen Blutdruckschwankungen bei den Erregungen des manisch depressiven Irreseins führten erst zur Bildung arteriosklerotischer Gefässveränderungen. Ohne die gelegentliche Möglichkeit solcher Arten des Zusammenhangs in Abrede zu stellen, wird man doch konstatieren müssen, dass sich mit grosser Regelmässigkeit Fälle finden, in denen die Psychose das erste Stadium der Hirnarteriosklerose einleitet und später in geistige Schwäche direkt überführt, nicht anders als wie wir es bei der progressiven Paralyse und der Dementia senilis beobachten können.

Es ist zur Zeit müssig zu erörtern, ob die arteriosklerotischen Geistesstörungen den zahlreichen anatomischen Veränderungen der Rinde, Ernährungsstörungen oder Autointoxikationsvorgängen ihre Entstehung verdanken. Der Begriff einer **arteriosklerotischen Psychose** wird jedenfalls heute von der Mehrzahl aller Forscher anerkannt. Die grosse Mannigfaltigkeit der in Betracht kommenden Bilder ist vor allem von

Cramer, Weber, Gaupp, Pilcz näher studiert worden. Uns interessieren besonders diejenigen Formen, die im Initialstadium als erstes Zeichen des drohenden Leidens hervorbrechen.

Das Wesentliche im arteriosklerotischen Krankheitsbilde ist auch hier wieder das Schwankende aller Erscheinungen und die grosse Neigung zu Intermissionen, die Verschlimmerung durch äussere Schädlichkeiten und die Zugänglichkeit für alle therapeutischen Massnahmen, welche auf Ruhe und Schonung abzielen. Der erste Beginn erweckt, wie Siemerling betont, in der Regel noch nicht den Verdacht, dass sich eine progrediente Psychose entwickelt. Vorausgehen in der Regel nervöse Erscheinungen mit dem Eindruck des Gutartigen. Zeichen von beginnender Demenz können sich erst sehr viel später geltend machen. Nach Weber überwiegen in früheren Jahren, das heisst zwischen 30 und 40, positive Symptome, wie Angst und Wahnbildungen, während zwischen 60 und 70 die Ausfallssymptome in den Vordergrund rücken. Beachtenswert ist, dass die im Initialstadium auftretenden Anfälle von krankhafter Verstimmung scheinbarer Genesung fähig sind, so dass erst nach ihrem Abklingen weitere Zeichen des Hirnleidens sich melden. Es können auch sehr langsam im Laufe von Jahren psychische Veränderungen sich ausbilden, die von Zeit zu Zeit heftigere Exazerbationen in Form transitorischer Psychosen erfahren.

Wir werden uns nicht wundern, überall vorherrschend auf depressive Krankheitsbilder zu stossen, da bekanntlich auch bei der arteriosklerotischen Demenz im Gegensatz zur paralytischen traurige Stimmung die Regel bildet. In 7,9 pCt. der Kieler Fälle wurde das Leiden von einer melancholisch-hypochondrischen Psychose eingeleitet. Sehr viel häufiger noch gelangten leichtere Zustände von Niedergeschlagenheit und Schwarzseherei zur Beobachtung bei Leuten, die früher absolut nicht dazu neigten. Die oben beschriebene Rührseligkeit kann sich steigern und in Paroxysmen von Schluchzen und lautem Jammern ausarten. Es entwickelt sich ein quälendes Krankheitsgefühl, Empfindung für Nachlassen der geistigen Fähigkeiten und der Spannkraft, ferner ein unbestimmtes Angstgefühl, als drohe eine unbekannte Gefahr. Vielfach treten Herzklopfen, Pulsbeschleunigung, Oppressionsgefühl in der Herzgegend, namentlich anfallsweise, hinzu. Gedanken an Tod, Lebensüberdruss werden öfters geäussert. In der Regel geht zwar der Affekt nicht tief. Etwaige Suizidversuche erweisen sich gewöhnlich als nicht ernsthaft gemeint. Allein Sioli hat mit Recht darauf hingewiesen, dass bei Anfällen von Präkordialangt plötzliche gefährliche Selbstmordversuche die Umgebung überraschen können. Als Grund zum Suizid ward in anderen Fällen die Furcht, blödsinnig zu werden, angegeben.

Besonders bei den rasch progredient verlaufenden Formen scheint sich die niedergeschlagene, ängstliche Stimmung gerne mit einem gereizten, querulierenden Wesen, mit Eigensinn und masslosen Zornausbrüchen zu verbinden. Relativ häufig ist die Entwicklung einer Depression mit hypochondrischen Zügen. Sie kann direkt aus einem neurasthenieähnlichen Krankheitsbilde heraus entstehen. Die Furcht, unheilbar krank zu sein, treibt die Patienten von einem Arzt zum andern. Es kommt zu sonderbarer Umdeutung der Empfindungen mit starker Beimischung von Kleinheitsideen. Die Kranken fühlen sich infolge früherer Ansteckung zerfressen und mit übelriechendem Eiter angefüllt, so dass sie die Luft verpesten und Niemand es neben ihnen aushalten könne. Oder sie behaupten auf Grund von Oppressionsgefühl, kein Herz mehr zu haben, keine Lunge, es liege da nur noch ein Stein u. dergl. Aengstliche Halluzinationen, monotones Schreien, aggressives Fortdrängen können episodisch auftreten.

Interessant ist die gelegentliche Einleitung depressiver Psychosen durch Zwangsvorstellungen. Wir konnten sie dreimal in unseren Fällen konstatieren. Z. B. begann ein 54jähriger Landmann im Frühstadium der Hirnarteriosklerose über wertlose Kleinigkeiten sich Gedanken zu machen. Wenn ihm in einem Gespräch Worte auffielen, musste er diese fortgesetzt wiederholen, sonst bekam er sogleich heftige Angst in der Herzgegend. Bestimmte Worte musste er zählen. Seine Briefe musste er drei- bis viermal überlesen. Anfangs half ihm anstrengende Arbeit dagegen. Später verfiel er in Depression, klagte: „Ich sehe ja ein, dass es Blödsinn ist!" Taedium vitae und Suizidgedanken gaben Veranlassung zu seiner Aufnahme in die Klinik.

In einem anderen Falle hatten bei einem 50jährigen Malermeister schon längere Zeit Schwindelanfälle und Kopfschmerz bestanden. Beim Gehen fühlte er sich unsicher, hatte auf der Strasse vielfach das Gefühl, als werde er auf einem Teller geschüttelt. Allmählich trat Platzangst auf. Er konnte nicht mehr allein über die Strasse gehen, aus Furcht umzufallen. Er musste sich an der Wand entlang tasten, stand ratlos weinend auf einem Fleck, wenn ihn die Frau nicht stützte. Es war ihm, als höben sich die Steine bis zu seinen Augen; als ginge er wie auf einer Treppe. — Bei beiden Patienten ergab die Untersuchung Hirnarteriosklerose.

Es wäre gewiss praktisch von grossem Werte, wenn es gelänge, zuverlässige Kriterien für eine Abgrenzung der arteriosklerotischen Depression von der Melancholie des manisch-depressiven Irreseins zu finden. Aber gerade in denjenigen Fällen, wo die Depression das erste sichtbare Anzeichen der im Anzuge befindlichen Hirnarteriosklerose ist, versagen leider alle bisher angegebenen Unterscheidungsmerkmale. Die

Flüchtigkeit der Symptome allein ist kein sicherer Anhaltspunkt. Hemmung und Insuffizienzgefühl finden sich bei beiden Prozessen. Auch der Arteriosklerotiker kann lebhafte Versündigungs- und Verarmungsideen äussern, als habe er seine Familie ins Unglück gebracht, als müssten sie alle verhungern usw. Nahrungsverweigerung kommt vor, teils aus dem Gefühl der Unwürdigkeit, teils mit der Absicht, zu verhungern. Die Differentialdiagnose muss sich daher in erster Linie auf somatische Zeichen zu stützen suchen.

Am nächst häufigsten von psychotischen Veränderungen sind transitorische Errregungs- und Verwirrtheitszustände. Dieselben können sich auch gelegentlich über Wochen und Monate erstrecken und dann ganz das Bild der Amentia annehmen. Ratlose Desorientiertheit, massenhafte Halluzinationen und Illusionen, Dissoziation des Vorstellungsablaufs, starke Herabsetzung der Merkfähigkeit treten uns in der bekannten Weise verbunden entgegen. Die Psychose an sich kann abheilen; häufiger leitet sie in beginnende geistige Schwäche über.

Die kurzdauernden Verwirrtheitszustände von stunden- bis tagelanger Dauer, die zu mehrfacher Wiederholung neigen, tragen einen mehr tobsuchtsartigen, paroxysmalen Charakter und sind, zumal wenn sie mit Schwindelerscheinungen einhergehen, nicht immer leicht von den Aequivalenten einer Spätepilepsie zu unterscheiden. Die Kranken geraten plötzlich, zuweilen aus dem Schlafe heraus, in heftigste Erregung. Feuer, Blut, Pech scheint vom Himmel zu fallen, Teufel dringen in die Wohnung, es ist ein Qualm zum Ersticken. In der Verzweiflung rennen die Patienten mit dem Kopfe gegen Wand und Fenster, zertrümmern das Mobiliar, wälzen sich am Boden, greifen rücksichtslos ihre Umgebung an. Später fehlt ihnen für die Zeit der Erregung jegliche Erinnerung.

Orthmann hat ähnlich heftige Verwirrtheitszustände, die er als arteriosklerotisch anspricht, schon bei jüngeren Individuen beschrieben. Das Gesicht war stark gerötet, mit klebrigem Schweiss bedeckt, die Herztätigkeit kolossal gesteigert, der erste Mitralton nicht selten unrein, der Puls ausserordentlich frequent, mitunter nicht mehr zu zählen. Einige Patienten gaben später an, sie hätten mitten in ihrer Tätigkeit unter Frieren ein Gefühl von grosser Beklemmung in der Herzgrube empfunden, oft mit heftig stechendem Schmerz, ein Gefühl, als ob das Herz aufhöre zu schlagen, und sie im nächsten Augenblicke sterben müssten. Darauf sei eine unbeschreiblich furchtbare Angst über sie gekommen, und sie hätten nicht mehr ein und aus gewusst. Bei Rückkehr des Bewusstseins war es wie beim Erwachen aus einem wüsten Traume, und es bestand Zerschlagenheit an allen Gliedern.

Die Frühsymptome der arteriosklerotischen Gehirnerkrankung. 27

Siemerling hat darauf aufmerksam gemacht, dass die Verwirrtheitszustände der Arteriosklerotiker dem Delirium tremens ähnlich sehen können. Man beobachtet Zittern, Schweissausbruch, lebhafte Visionen und geschäftiges Umherkramen. Seltener entwickelt sich das Bild eines Dämmerzustandes mit triebartigen Handlungen, oder es wechseln die Erregungen mit stuporösen Phasen. Die in der transitorischen Psychose geäusserten Wahnideen schwinden nach deren Abklingen nicht immer völlig, sondern können in die ruhigere Zeit teilweise mit hinüber genommen werden. Hier bestehen unverkennbare Parallelen zu den Geistesstörungen der Trinker auch in solchen Fällen, in denen Potus keine nachweisbare Rolle spielt.

Bei öfterer Wiederholung derartiger halluzinatorischer Anfälle mit Beeinträchtigungsideen gegen die Umgebung kann sich schliesslich ein dauernder paranoischer Zustand herausbilden. Binswanger hat schon 1895 darauf hingewiesen, dass zweifellos auch ausserhalb der Erregungszustände Wahnbildung beobachtet wird. Es kann sich ganz allmählich zunehmend ein krankhaftes Misstrauen bemerkbar machen. Die Kranken werden menschenscheu, halten Türen und Fenster geschlossen, bringen grosse Vorlegeschlösser an, beschweren sich über vermeintliche Uebergriffe der Nachbarn, meinen, die Angehörigen lauern nur auf ihren Tod, glauben sich von allen Seiten geärgert, chikaniert und bestohlen, schimpfen und drohen, greifen sogar gelegentlich zur Selbsthilfe. Ganz besonders häufig ist das Auftreten von Eifersuchtswahn. Gehörstäuschungen sind öfter von Einfluss. Die Wahnbildung kann schubweise im Anschluss an stärkere Erregungen fortschreiten. Auch hier sind bei geeigneter Behandlung weitgehende Remissionen möglich.

Barrett beschreibt einen Kranken, der schon jahrelang Beeinträchtigungsideen gegen seine Umgebung zeigte und an Kopfweh und Vergesslichkeit litt. Nach dreimonatiger Behandlung waren die Wahnvorstellungen soweit zurückgetreten, dass er 3 Jahre lang gut zu Hause existieren konnte. Dann machten sich von neuem krankhaftes Misstrauen, paranoische Drohungen, nächtliches Wandern bemerkbar. Bei der Wiederaufnahme hatte Patient Herz- und Nierenstörungen. Er behauptete, man wolle ihn verrückt machen, besass keinerlei Einsicht, war gedächtnisschwach und interesselos. Schliesslich wurde er dauernd verwirrt; linksseitige Krampfanfälle stellten sich ein, und es erfolgte der Tod im Koma. Es handelte sich um schwere Arteriosklerose.

Unter unseren Kieler Fällen gehörten 6,4 pCt. in die Gruppe der verwirrten Erregungen und 2,1 pCt. in die der paranoiden Zustände. Gaupp erwähnt eine Verbindung von paranoider Depression mit chronisch-progressiver Entwicklung nervöser Ausfallserscheinungen, namentlich aphasischer Art. Vielfach handelt es sich um Eifersuchtswahn und ängstliche Verfolgungsideen, aber auch um hypochondrische Verstimmung. Akutere ängstliche Erregungen können den im übrigen chronisch-progressiven Verlauf durchbrechen. Ferner nennt Gaupp zwei akutere Verlaufsformen paranoider Erkrankung bei Gehirnarteriosklerose: Entweder führt nach hypochondrischem Vorstadium eine heftig auftretende ängstlich-delirante Verworrenheit rasch in Verblödung über, oder es endet eine depressive delirante Erregung mit halluzinatorisch paranoiden Zügen in tiefer Verworrenheit, bis rascher Kräfteverfall nach wenigen Monaten den Tod zur Folge hat. Die anatomische Untersuchung ergibt stets schwere arteriosklerotische Rindenerkrankung.

Uebrigens sei darauf hingewiesen, dass sich mit den ängstlichen Depressionen gelegentlich negativer Grössenwahn verbinden kann, so dass die Kranken abenteuerliche Wahnvorstellungen äussern, als hätten sie die ganze Welt zu Grunde gerichtet, als wären ihretwegen Kaiser und Reich vernichtet, als hätte wegen ihrer Verbrechen die gesamte Menschheit die Seligkeit verloren.

Am seltensten, nämlich nur in 0,7 pCt. beobachteten wir bei dem Kieler Material expansive Krankheitsbilder im Initialstadium der Hirnarteriosklerose. Alzheimer hatte ursprünglich ein solches Vorkommen überhaupt in Abrede stellen wollen. Euphorie gelangt noch am ehesten im Stadium der Demenz zu vorübergehender Entwicklung, wenn auch, wie oben erwähnt, niedergeschlagene Stimmung im allgemeinen vorherrscht. Aber schon im Initialstadium sieht man hin und wieder kurzdauernde manische Episoden mit Redesucht, läppischer Heiterkeit, Lust an albernen Renomistereien. Klippel hat eine arteriosklerotische Pseudoparalyse mit gehobener Stimmung und Grössenideen beschrieben. In der Tat kann in seltenen Fällen der klinische Verlauf beider Krankheitsformen sich bis zu einem gewissen Grade ähneln. Klippel erwähnt als Unterschiede, dass bei der arteriosklerotischen Erkrankung die Anfälle von dauernderen Lähmungen gefolgt seien, und dass sich im allgemeinen mehr eine einfache Demenz ohne so massive psychotische Erscheinungen, wie bei der progressiven Paralyse entwickle. Mitunter sei auch eine entschiedene Aehnlichkeit mit der Dementia senilis vorhanden. Nur einer unserer Patienten zeigte das von Klippel geschilderte Bild. Er hielt sich für Christus und Gott und erklärte, er habe ein System erfunden, durch das er Millionen verdiene.

Auch Weber hat einen akuten Beginn mit expansiven Grössenideen beschrieben, mit gehobener Stimmung und Bewegungsdrang, wo allmählich unter Abnahme der Erregung ein Schwinden der intellektuellen Kräfte, Verlust von ethischen Vorstellungen und äusseren Formen sich bemerkbar machen soll. Weber meint, dass derartige Bilder sich mehr bei jüngeren Individuen finden, weil eben bei noch produktionsfähigem Gehirn die Ausfallserscheinungen gegen die aktiven psychotischen Symptome zurückträten. Dem ist entgegenzuhalten, dass Exaltation und Grössenwahn sich noch bei Senilen nicht selten entwickeln, also kaum von dem jüngeren Lebensalter abhängig sein dürften. Dagegen ist Weber darin zuzustimmen, dass das euphorische Plänemachen beginnender Arteriosklerotiker nicht absolut phantastisch und sinnlos zu sein braucht, sondern im Vorstellungskreis, der dem Berufsleben des Kranken entspricht, seine Wurzeln haben und mehr den Eindruck eines übertriebenen Optimismus erwecken kann. Vor allem fehlt die traumhafte Loslösung von der Wirklichkeit, welche den Erregungen der Paralytiker eigen zu sein pflegt.

Plötzliche pathologische Affektsteigerungen und launenhafter Stimmungsumschlag sind schon im Initialstadium der Hirnarteriosklerose nicht ungewöhnlich. Aber erst später bildet sich der für geistige Schwächezustände charakteristische unmotivierte Stimmungswechsel heraus, kommt es zu richtigem Zwangslachen und Zwangsweinen. Ebenso bilden die katatonieähnlichen Zustände, auf die Stransky Wert legt, im Anfang nur ausnahmsweise Episoden. Wohl kommt es zu stundenlangen soporartigen Zuständen und zu einzelnen Stereotypien, wie Perseverieren und echopraktischen Handlungen, indessen tragen diese in der Regel ein mehr organisches Gepräge, hängen in ihrem Auftreten mit apoplektiformen Insulten zusammen.

Pilcz beobachtete im Beginne der Hirnarteriosklerose das ausgesprochene Bild der Folie raisonnante mit massloser Reizbarkeit, unleidlichem Querulieren, Lust am Schadenstiften, während körperliche Symptome sich erst später hinzugesellten. Wegen der grossen Neigung der initialen arteriosklerotischen Psychosen zu einem remittierenden Verlaufe mit freieren Zwischenzeiten spricht Pilcz geradezu von einer Periodizität und hebt die Flüchtigkeit und Beeinflussbarkeit der Symptome hervor.

Interessant ist die relativ geringe hereditäre Belastung durch Geisteskrankheiten in der Aszendenz. Sie betrug in der Gesamtheit unserer Fälle von arteriosklerotischen Psychosen nur 23 pCt. Die grosse Häufigkeit des Vorkommens arteriosklerotischer Erscheinungen bei Eltern und Geschwistern haben wir bereits zu Anfang unserer Ausführungen betont.

Endlich wäre mit wenigen Worten auf jene Fälle einzugehen, bei denen als erste Krankheitszeichen spätepileptische Krampf- und Petit mal-Anfälle in Erscheinung treten, oder Absenzen vom Charakter des Automatisme ambulatoire und richtige Dämmerzustände.

Bei einem 40jährigen Patienten unserer Beobachtung traten ohne ersichtliche Ursachen Zustände auf, in denen er auf der Strasse falsche Wege einschlug, ohne nachher begreifen zu können, wie er in diese Richtung geraten war. Zu Hause blickte er in Gegenwart seiner Frau beim Essen plötzlich starr vor sich hin und wollte sich mit dem Messer einen Finger abschneiden. Auch hierfür bestand nachher Amnesie. Später stellten sich ausgebildete epileptiforme Krämpfe ein mit totaler Aufhebung des Bewusstseins, mit Zungenbiss und Einnässen. Die Untersuchung ergab Zeichen peripherer Arteriosklerose, deutliche Abnahme des Gedächtnisses und der geistigen Elastizität.

In anderen Fällen kommt es bei der arteriosklerotischen Epilepsie zu anfallsweisem Auftreten von äusserst heftigen Erregungszuständen mit paranoischer Färbung. Schreckhafte Sinnestäuschungen und Beeinträchtigungsideen beherrschen den Kranken, der in seiner Angst und Wut zu blinder Gewalttätigkeit und triebartiger Selbstbeschädigung neigt. Solche psychischen Anfälle können sowohl als isolierte Aequivalente als auch häufiger prä- und postparoxysmal in Erscheinung treten. Im ersteren Falle sind sie, wie gesagt, nicht ohne weiteres von den nichtepileptischen transitorischen Verwirrtheitszuständen der Arteriosklerotiker zu unterscheiden. Sonstige psychische Krankheitssymptome brauchen beim ersten Auftreten der arteriosklerotischen Epilepsie nicht nachweisbar zu sein. Die Abnahme der geistigen Fähigkeiten vermag erst viel später einzusetzen. Daher sind alle Fälle von Spätepilepsie nach dem 30. Jahre, sofern nicht toxische Faktoren oder Lues in Betracht zu ziehen sind, immer sehr verdächtig auf beginnende Arteriosklerose des Gehirns. Andererseits soll man eine Spätepilepsie nur dann mit Sicherheit annehmen, wenn wirklich typische Krampfanfälle beobachtet sind. Blosse Schwindel- und Ohnmachtsanfälle genügen im Alter nicht, um die Diagnose zu stützen, wiewohl Alzheimer zugegeben werden darf, dass diese Momente, vereint mit transitorischen Erregungen und deliriösen Episoden, längere Zeit dem Auftreten einwandsfreier epileptischer Insulte voraufgehen können. Am besten wird man dann aber vorsichtiger Weise nur von epileptoiden Attacken reden. Die Behauptung Kraepelins, dass die grosse Mehrzahl der mit arteriosklerotischer Epilepsie Behafteten Potatoren seien, geht nach unseren Erfahrungen zu weit, will man nicht den Begriff des chronischen Alkoholismus über Gebühr ausdehnen. Richtig ist jedenfalls, dass bei Arteriosklerotikern epileptoide Erregungen sehr oft durch gelegentlichen Alkoholgenuss ausgelöst werden.

Handelt es sich um Personen mit schweren Herzstörungen, bei denen trotz klassischer epileptischer Krampfanfälle sich lange Zeit kein Nachlassen der psychischen Fähigkeiten bemerkbar macht, hat man wohl auch von einer kardiovasalen Epilepsie gesprochen.

Von den möglichen Beziehungen zwischen Schwindelanfällen und Extrasystolen ist bereits oben die Rede gewesen. Alzheimer hat auf die interessanten Experimente von Naunyn hingewiesen, der bei Arteriosklerotikern epileptoide Anfälle durch Druck auf die Karotiden erzeugen konnte. Es wäre ja denkbar, dass vorübergehende Aufhebung des arteriellen Zuflusses zum Gehirn oder venöse Stauung daselbst krampferregend wirkte. Lüth glaubt, dass die Arteriosklerose die Ernährung der Ganglienzellen störe und dadurch eine epileptische Grundlage schaffe, während die von Erkrankung des ganzen Gefässsystems einschliesslich des Herzens ausgehenden Zirkulationsstörungen weiter das Hervortreten der Krankheit begünstigen. Nach unseren Erfahrungen lassen sich die Fälle von Spätepilepsie bei gleichzeitiger arteriosklerotischer Herzaffektion auf Grund ihres ganzen klinischen Verlaufs nicht von den übrigen Formen mit intaktem Cor abgrenzen. Wir stimmen mit Lüth darin überein, dass das klinische Bild der arteriosklerotischen Spätepilepsie im wesentlichen dem der genuinen Epilepsie gleicht. Vielleicht beobachtet man dort häufiger Jacksonschen Typus und sieht auch manche Arteriosklerotiker schneller verblöden. Aber gerade der Eintritt der Demenz kann bei der genuinen wie der arteriosklerotischen Epilepsie zu überaus verschiedenen Zeiten geschehen und kann auch viele Jahre lang ausbleiben. Zu differentialdiagnostischen Zwecken lässt sich dieser Punkt darum schlecht verwerten. Blässe wie Röte im Gesicht zeigt sich im Anfall bei beiden Epilepsieformen. Günstiger Einfluss von Digitalispräparaten ist auch in einwandsfreien Fällen genuiner Epilepsie, die von Jugend auf bestanden, gesehen worden, so gut wie bei arteriosklerotischen Spätepilepsien.

Selbstverständlich wird stets für Beantwortung der Frage, ob konstatierte Beschwerden irgendwelcher Art als Symptome einer beginnenden arteriosklerotischen Gehirnerkrankung zu gelten haben, der eventuelle Nachweis einer gleichzeitigen arteriosklerotischen Affektion eines anderen Organs oder der peripheren Arterien von grosser Bedeutung sein. Gerade bei den depressiven Psychosen zum Beispiel sind relativ oft arteriosklerotische Veränderungen an Herz, Nieren und Pankreas festzustellen. Die verhältnismässig häufige Verbindung von Glykosurie mit melancholischer Verstimmung beruht nicht selten auf arteriosklerotischen Prozessen. Das Auftreten echter stenokardischer Anfälle vermag über die Natur einer sich entwickelnden Depression plötzliche Aufklärung zu bringen. Nur soll der Arzt niemals den objektiven Schilderungen hypochondrisch verstimmter Patienten zu viel vertrauen.

Kahane gibt mit Recht zu bedenken, dass zahlreiche Personen heutzutage medizinische Schriften lesen und dann dazu neigen, bei sich selbst Krankheitserscheinungen nachzuempfinden und zu schildern, die sie in Wahrheit gar nicht gehabt haben. Die Furcht vor der Arteriosklerose grassiert sogar in Aerztekreisen, und harmlose Zufälle werden nur allzuleicht als bedenkliche Prodromalsymptome angesprochen.

Besonders vorsichtig sei man immer mit der Beurteilung der peripheren Gefässe. Hier unterliegt der Untersucher gar zu vielen Fehlerquellen. Schon vor Jahren hat Bäumler darauf aufmerksam gemacht, dass die am Lebenden sicht- und fühlbaren Veränderungen des Arteriensystems auf blosser Spannungserhöhung beruhen könnten. Neuerdings hat vor allem die Rombergsche Schule den Nachweis geführt, dass die Stärke der sklerotischen Intimaverdickung in keiner festen Beziehung zur Fühlbarkeit der Arterienwand steht, und dass auch eine **Blutdruckerhöhung** nicht notwendig zum Bilde der Arteriosklerose gehört. Blutdrucksteigerung scheint sich besonders bei Nierenbeteiligung einzustellen. Huchard legte Wert auf Störung der Stabilität des Pulses, der normaler Weise in aufrechter Stellung immer 6—10 Schläge rascher sein soll, als in horizontaler Lage. Capiellos Phänomen, darin bestehend, dass Kompression der Arteria radialis kurze Parästhesien der Hohlhand hervorruft, findet sich nach Gubb nur in vorgeschrittenen Fällen.

Sehr bedeutungsvoll für rechtzeitige Erkennung einer beginnenden Hirnarteriosklerose und namentlich für Abgrenzung mancher Frühsymptome von blossen neurasthenischen Beschwerden hätte ein von Löwy angegebenes Zeichen werden können, falls die Nachprüfung seine Zuverlässigkeit bestätigt hätte. Löwy erklärte nämlich eine messbare Blutdrucksteigerung in den Temporalarterien bei Vorbeugen des Kopfes als pathognomonisch für Hirnarteriosklerose. Seine Behauptung ist in verschiedene Lehrbücher übergegangen. Kontrolluntersuchungen aber, die in der Frankfurter Irrenanstalt von Julie Bender ausgeführt wurden, haben zu einem abweichenden Ergebnisse geführt. Die näheren Einzelheiten werden demnächst ausführlich veröffentlicht werden. Einstweilen ist somit Herz Recht zu geben, wenn er behauptet, dass **überhaupt kein einziges pathognomonisches Symptom** existiert, aus dem allein das Vorhandensein arteriosklerotischer Veränderungen im Körper erschlossen werden könnte, sondern dass immer nur eine Reihe von Symptomen bei guter Ausprägung die Diagnose gestattet. Schon hieraus ergibt sich bei der Flüchtigkeit mancher zerebraler Symptome die grosse Wichtigkeit einer zuverlässigen Anamnese. Handelt es sich um die Entscheidung, ob überhaupt ein organisches oder funktionelles

Leiden vorliegt, mag manchmal auch der Zustand des Gesamthabitus, starker Kräfteverfall und Abmagerung, schnelles Altern, vorzeitiges Ergrauen der Haare, Erschlaffung der Gesichtszüge u. dergl. mit in die Wagschale fallen.

In der Hauptsache stützt sich in den ersten Stadien, die Abgrenzung der nervösen und psychischen Frühsymptome der Gehirnarteriosklerose gegenüber den Erscheinungen einer Neurasthenie, Hysterie oder aber gegenüber funktionellen Psychosen solange sich noch keine Zeichen beginnender Verblödung bemerkbar machen, allein auf das Hinzutreten flüchtiger somatischer Herderscheinungen. Auch ob die gutartigere nervöse Form der Hirnarteriosklerose stationär bleibt, oder ob sie in die schwere progressive Form übergeht, erkennen wir ebenfalls in erster Linie an der eventuellen Häufung von somatischen Herdsymptomen.

Wie bei der progressiven Paralyse eine wirklich zuverlässige Diagnose lediglich auf Grund psychischer Veränderungen und ohne sorgfältige Berücksichtigung des körperlichen Status nicht gemacht werden kann, so ist auch für das rechtzeitige Erkennen und für die Prognose der arteriosklerotischen Gehirnerkrankung in den ersten Verlaufsstadien der neurologische Befund vor allem massgebend.

Herrn Geh. Rat Siemerling danke ich auch an dieser Stelle für die liebenswürdige Ueberlassung der Krankengeschichten.

Literaturverzeichnis.

1. Adami, The nature of the arteriosclerotic process. Amer. Journ. of med. Sc. 1909. Oct. p. 485.
2. Adler und Hensel, Ueber intravenöse Nikotineinspritzungen und deren Einwirkung auf die Kaninchenaorta. Deutsche med. Wochenschr. 1906. S. 1826.
3. Albrecht, Manisch-depressives Irresein und Arteriosklerose. Allg. Zeitschr. f. Psych. 63. Bd. S. 402.
4. Albrecht, Die arteriosklerotische Geistesstörung u. ihre strafrechtlichen Beziehungen. Vierteljahrsschr. f. ger. Med. 3. Folge. 23. Bd. S. 83. 1907.
5. Albrecht, Ueber die Aetiologie und pathologische Anatomie der Arteriosklerose. Münchener med. Wochenschr. 1902. S. 731.
6. Alexander, Arteriosklerose mit Symptomen von innerer Ohrerkrankung. Deutsche med. Wochenschr. 1905. S. 1095.
7. Allbutt, Arteriosklerose und Nieren. Brit. med. Journ. 22. IV. Ref. Deutsche med. Wochenschr. 1911. S. 899.

8. Alzheimer, Die Seelenstörungen auf arteriosklerotischer Grundlage. Zeitschr. f. Psych. Bd. 59. S. 695.
9. Alzheimer, Die arteriosklerotische Erkrankung des Gehirns. Ibidem. Bd. 51. S. 809.
10. Alzheimer, Ueber perivaskuläre Gliose. Ibidem. 53. Bd. S. 863.
11. Alzheimer, Neuere Arbeiten über die Dementia senilis und die auf atheromatöser Gefässerkrankung basierenden Gehirnkrankheiten. Monatsschr. f. Psych. und Neurol. 3. Bd. S. 101.
12. Apelt, Arteriosklerose und Commotio cerebri. Münchener med. Wochenschr. 1902. S. 1770.
13. Arnaud, Diagnostic de paralysie générale. Gaz. hebdomadaire. 1897.
14. Aufrecht, Zur Pathologie und Therapie der Arteriosklerose. Wien und Leipzig 1910.
15. Bach, Differentialdiagnose zwischen reflektorischer und absoluter Pupillenstarre. Münchener med. Wochenschr. 1907. S. 353.
16. Bahrdt, Juvenile Arteriosklerose. Deutsche med. Wochenschr. 1908. S. 1610.
17. Barrett, A study of mental diseases associated with cerebral arteriosclerosis. Amer. Journ. of Insanity. 1905—06. Vol. LXII. p. 37.
18. Bäumler, Ueber Arteriosklerosis und Arteriitis. Münchener med. Wochenschr. 1898. S. 132.
19. Bäumler, Ist die Arteriosklerose eine Allgemeinerkrankung? Berliner klin. Wochenschr. 1905. Nr. 42 und 44.
20. Bäumler, Atherosklerosis der Arterien. Penzoldt und Stintzings Handb. d. ges. Ther. IV. Aufl. Bd. 3. S. 400.
21. Beyer, Ueber psychische Störungen bei Arteriosklerose. Zeitschr. für Psych. Bd. 52. S. 1146.
22. Beyer, Ueber psychische Störungen b. Arteriosklerose. Neurol. Zentralbl. 1896. S. 39.
23. Binswanger, Die Abgrenzung der allgemeinen progressiven Paralyse. Berliner klin. Wochenschr. 1894. S. 1103.
24. Binswanger, Die Begrenzung der allgemeinen Paralyse. Zeitschr. für Psych. 1895. Bd. 51. S. 804.
25. Binswanger, Zur Klinik und pathologischen Anatomie der arterioklerotischen Hirnerkrankung. Arch. f. Psych. Bd. 45. S. 731.
26. Binswanger, Dasselbe. Deutsche med. Wochenschr. 1908. S. 2199.
27. Binswanger, Diskussionsbemerkung. Zeitschr. f. Psych. Bd. 51.
28. Bittorf, Zur Symptomatologie der Arterioklerose. Arch. f. klin. Med. Bd. 81. 1904. S. 65.
29. Bloch, Arteriosklerose und Unfall. Aerztl. Sachverst.-Ztg. 1911. Nr. 24.
30. Bollinger, Ueber Arteriosklerose. Münch. med. Wochenschr. 1902. S. 641.
31. Bornwieg und Zander, Tod in Folge von Arteriosklerose und Unfall. Med. Klinik. 1910. S. 1548.
32. Bary, Recherches anatomo-pathologiques sur les artères. Semaine méd. 1910. p. 89.

33. Braun, Zur Pathogenese und Behandlung der Arteriosklerose. Med. Klinik. 1908. IV. S. 983.
34. Bunnemann, Diskussionsbemerkung. Arch. f. Psych. Bd. 45.
35. Buchholz, Ueber d. Geistesstörungen bei Arteriosklerose u. ihre Beziehungen zu den psychischen Erkrankungen des Seniums. Arch. f. Psych. Bd. 39. S. 499.
36. Bumke, Die Pupillenstörungen bei Geistes- und Nervenkrankheiten. Jena. 2. Aufl. 1911. S. 218.
37. Burwinkel, Aetiologie und allgemeine Therapie der Arteriosklerose. Berliner klin. Wochenschr. 1905. S. 472.
38. Campana, Die Arteriosklerose und ihre Beziehungen zur Syphilis. Arch. f. Dermat. 1911. Bd. 106. Ref. Berliner klin. Wochenschr. 1911. S. 810.
39. Colombo, Die Arteriosklerose, ihre Pathogenese und ihre Behandlung. Med. Klinik. 1907. S. 1003.
40. Cramer, Die Behandlung der arteriosklerotischen Atrophie des Grosshirns. Deutsche med. Wochenschr. 1907. S. 1929.
41. Cramer, Die nervösen und psychischen Störungen bei Arteriosklerose. Deutsche med. Wochenschr. 1909. S. 1595.
42. Croner, Ueber 100 poliklinisch beobachtete Fälle von Diabetes mellitus, insbesondere ihre Beziehung zur Tuberkulose u. Arteriosklerose. Deutsche med. Wochenschr. 1903. S. 821.
43. Cushing, Some experimental and clinical observations, concerning states of increased intracranial tension. Amer. Journ. of med. sc. Sept. 1902.
44. Darroux, Les rapports de la neurasthénie avec l'artériosclérose. Thèse de Bordeaux. 1895.
45. Déjérine, Sur la claudication intermittente de la moelle épinière. Rev. neurol. 1906. p. 341.
46. Determann und Bröcking, Beeinflusst Jodeinverleibung die Viskosität des Blutes? Deutsche med. Wochenschr. 1912. S. 994.
47. Devoto, Arteriosklerosis. Ital. Kongr. f. innere Med. in Rom 1907.
48. Diller, Artérioclérose du système nerveux central avec relation de 5 cas. New York med. journ. Philadelph. med. journ. 7. V. 1904. p. 878. Ref. Rev. neurol. 1904. p. 948.
49. Dougherty, Sur l'état vermoulu de l'écorce cérébrale. Rev. neurol. 1904. p. 1239.
50. Dreyfus, Melancholie. Jena 1907.
51. Dutoit, Die Arteriosklerose. Uebersichtsref. Med. Klin. 1910. S. 949.
52. Dyrenfurth, Ueber kurzdauernde hemiplegische Lähmungen. Münchener med. Wochenschr. 1910. S. 1287.
53. Edgren, Die Arteriosklerose. Leipzig 1898.
54. Edinger, Gibt es zentral entstehende Schmerzen? Deutsche Zeitschr. f. Nervenheilk. 1891. S. 262.
55. Eisath, Zur Klinik der arteriosklerotischen Hirnerkrankungen. Jahrb. f. Psych. Bd. 28. S. 1.
56. Erb, Ueber intermittierendes Hinken und andere nervöse Erscheinungen in Folge von Arterienerkrankung. Arch. f. Psych. Bd. 31. S. 838.

57. Erb, Zur Klinik des intermittierenden Hinkens. Münchener med. Wochenschr. 1911. S. 2486.
58. Erlenmeyer, Zur Behandlung der zerebralen Arteriosklerose. Deutsche Medizinal-Ztg. 1904. S. 85.
59. Fedan, Ueber Arteriosklerose. Wiener med. Wochenschr. 1909.
60. Ferenczi, Ueber die frühzeitige Arteriosklerose. Ungar. med. Presse. X. 1905.
61. Ferrand, Essai sur l'hémiplégie des vieillards. Les lacunes de désintégration cérébrale. Thèse de Paris. 1902.
62. Fischer, Ein Fall von Dysbasia angiosclerotica (intermittierendem Hinken) mit dem Symptom der Ischämie und nachfolgender Hyperämie. Münchener med. Wochenschr. 1910. Nr. 39.
63. Fischer und Schlayer, Arteriosklerose und Fühlbarkeit der Arterienwand. Deutsches Arch. f. klin. Med. Bd. 98. S. 164.
64. Forster, Paralysis agitans. Lewandowskys Handb. d. Neur.
65. Fraenkel, A., Arteriosklerose. Realenzyklop. d. ges. Heilk. Eulenburg. 4. Aufl. I. S. 831.
66. v. Frankl-Hochwart, Ueber die Harnretention ohne Lokalhindernis. Wiener med. Wochenschr. 1908. S. 2188.
67. v. Frankl-Hochwart, Die nervösen Erkrankungen der Tabakraucher. Ber. d. 5. Gesellsch. deutscher Nervenärzte. 1911.
68. Fremont-Smith, Arteriosklerosis of the young. Americ. journ. of the Med. Sc. 135. 2 Febr. 1908. p. 199.
69. Friedrich, Die Arteriosklerose im Jugendalter. Zentralbl. f. Herzkr. u. d. Erkrank. d. Gef. I. und II.
70. Friedrich, Das frühzeitige Vorkommen der Arteriosklerose bei industriellen Arbeitern. XVI. Internationaler med. Kongr. zu Budapest. Ref. Deutsche med. Wochenschr. 1909.
71. Fürstner, Ueber die geistigen Störungen des Seniums. Arch. f. Psych. Bd. 20. S. 458.
72. Fürstner, Multiple Sklerose und Paralysis agitans. Ibid. Bd. 30. S. 1.
73. Gançon, Vertige des artérioscléreux. 1897.
74. Gaupp, Die Depressionszustände des höheren Lebensalters. Münchener med. Wochenschr. 1902. S. 1531.
74a. Giljarowsky, Ein anatomischer Beitrag zur Frage über die Beziehungen der progressiven Paralyse zu der Gehirnsyphilis. Zeitschr. f. d. ges. Neur. und Psych. Bd. 6. S. 21.
75. Grasset, La claudication intermittente des centres nerveux. Rev. neurol. 1906. p. 433.
76. Grasset, La cérébrosclérose lacunaire progressive d'origine artérielle. Semaine médicale. 1904. p. 329.
77. Grassmann, Ueber neuere klinische Gesichtspunkte in der Lehre von der Arteriosklerose. Münchener med. Wochenschr. 1902. S. 347.
78. Grube, Ueber intermittierendes Hinken usw. Münchener med. Wochenschr. 1908. S. 800.

79. Gumprecht, Mors praecox ex haemorrhagia cerebri post coitum. Deutsche med. Wochenschr. 1899. S. 743.
80. Hamburger, Ueber den vasomotorischen Symptomenkomplex bei Kindern. Münchener med. Wochenschr. 1911. S. 2201.
81. Hasenfeld und Szili, Greisenalter, Arteriosklerose und die Wassermannsche Reaktion. Deutsche med. Wochenschr. 1909. S. 1903.
82. Heard, The significance of transient cerebral crisis and seizures, as occurring in arteriosclerotics. Edinburgh med. journ. 1910. p. 417.
83. Henschen, Zirkumskripte arteriosklerotische Nekrosen (Erweichungen) in den Sehnerven, im Chiasma und in den Tractus. v. Graefes Arch. für Ophthalm. Bd. 78. Heft 1.
84. Herz, Zur Aetiologie der Arteriosklerose. Med. Klinik. 1910. S. 115.
85. Herz, Zur Symptomatologie der zerebralen Arteriosklerose. Ref. ibidem. S. 243.
86. Herz, Med. Klinik. 1912. S. 854.
87. Herz, Ueber die Aetiologie der Arteriosklerose. Münchener med. Wochenschr. 1911. S. 2466.
88. Herz, Die psychische Aetiologie und Therapie der frühzeitigen Arteriosklerose. Münchener med. Wochenschr. 1911. S. 771.
89. Hess, Zur Degeneration der Hirnrinde. Wiener med. Jahrb. 1886. S. 233.
90. Hitzig, Der Schwindel. Wien 1898. S. 71.
91. Hnátek, Beitrag zur Diagnose der Arteriosklerose des Zentralnervensystems. Wiener klin. Rundsch. 1904.
92. Hoche, Organisch bedingte Seelenstörungen. Handb. d. gerichtl. Psych. 1909. S. 663.
93. Hochhaus, Ueber frühzeitige Verkalkung der Hirngefässe als Ursache von Epilepsie. Neurol. Zentralbl. 1898. S. 1026.
94. Huchard, Quelques considérations sur les causes, la nature et le traitement de l'artériosclérose. Bull. de l'acad. 1908. No. 59.
95. Huchard, Les formes cliniques de l'artériosclérose. X. Congr. français de médecine interne 1908. Semaine méd. 1908. p. 435.
96. Huchard, Arteriosklerose und Arteriosklerose des Herzens. XVI. Internat. Med. Kongr. zu Budapest. Ref. Deutsche med. Wochenschr. 1909. S. 1902.
97. Huchard, Allgemeine Betrachtungen über Arteriosklerose. Volkmann's Sammlung klin. Vortr. N. F. Nr. 561. Inn. Med. 175. 1910.
98. Hutchings, Mental symptoms associated with Arteriosclerosis. State hosp. bull. 1896.
99. Jackson, Henry, The clinical aspects of arteriosclerosis. Boston med. and surg. Journ. p. 163. 6. Aug. 1910.
100. Jacobsohn, Ueber die schwere Form der Arteriosklerose im Zentralnervensystem. Archiv f. Psych. Bd. 27. S. 831.
101. Jacobsohn, Ueber die schwere Form der Arteriosklerose im Zentralnervensystem. Berliner klin. Wochenschr. 1895. S. 418.
102. Kahane, Bemerkungen zur Pathologie und Therapie der Arteriosklerose. Wiener med. Wochenschr. 1909. S. 2846.

103. Kern, Beiträge zur Frage der Jodwirkung bei Arteriosklerose. I.-D. Tübingen 1909.
104. v. Ketly, Arteriosklerose. XVI. Intern. med. Kongr. zu Budapest. Ref. Deutsche med. Wochenschr. 1909.
105. Klemperer, Einige Erfahrungen über Aetiologie und Therapie der Arteriosklerose. Therap. d. Gegenw. Bd. 46. 1905.
106. Klippel, Les paralysies générales progressives. Archives générales de médecine 1898 (Numéro de juin). Ref. Annal. médico psychol. 1900. p. 462.
107. Klippel, La pseudo-paralysie générale arthritique. Revue de psychiatrie. 1899 décembre.
108. Köppen, Arteriosklerose als Ursache von Geisteskrankheiten. Arch. f. Psych. u. Neurol. 39. Bd. S. 882.
109. Kowalevsky, Die Arteriosklerose des Gehirns. Neurol. Zentralbl. 1898. S 674.
110. Kraepelin, Psychiatrie. 7. Aufl. Leipzig 1904 u. 8. Aufl. Leipzig 1910.
111. Kraus und Hirsch, Krankheiten des Zirkulationsapparates. Jahresber. d. ges. Med., Posner u. Waldeyer f. 1909. Bd. 2. S. 182.
112. Krehl, Ueber die krankhafte Erhöhung des arteriellen Drucks. Deutsche med. Wochenschr. 1905. S. 331.
113. Krehl, Pathologische Physiologie. Leipzig 1912. 7. Aufl.
114. Kukowjerow, Zur Diagnose der beginnenden Aortensklerose. Wiener klin. Wochenschr. 1911. S. 618. Ref. v. Russ. Internistenkongr. 19. bis 23. Dez. 1910.
115. Lafora, Alzheimer'sche Krankheit usw. Zeitschr. f. ges. Neurol. u. Psych. 6. Bd. 1. H. S. 15.
116. Lancereaux, Arteriosklerose. Ref. Deutsche med. Wochenschr. 1908. S. 1704.
117. Lapinsky, Zur Frage über den Zustand der Kapillaren der Hirnrinde bei der Arteriosklerose der grossen Gefässe. Wratsch. 1896.
118. Lejonne et Lhermitte, Les paralysies organiques des vieillards. L'encéphale 1907. Juillet.
119. Lhermitte, Étude sur les paraplégies des vieillards. Thèse de Paris 1907.
120. Lhermitte et Schaeffer, Les phénomènes réactionelles du ramollissement cérébral etc. Semaine médicale 1910. No. 3. p. 25.
121. Lewandowsky, Rückenmarkserkrankungen durch Störungen der Zirkulation. Handb. d. Neurol. 2. Bd. S. 555.
122. Leyden, Ueber die Sklerose der Koronararterien und die davon abhängigen Krankheitszustände. Zeitschr. f. klin. Med. 1884. 7. Bd. S. 459. und 539.
123. Liebrecht, Sehnerv und Arteriosklerose. Arch. f. Augenheilkd., Bd. 44. H. 3.
124. Lüth, Die Spätepilepsie. Zeitschr. f. Psych. Bd. 56. S. 512.
125. v. Malaisé, Studien über Wesen und Grundlagen seniler Gehstörungen. Arch. f. Psych. Bd. 46. S. 902.

126. Mann, Kasuistischer Beitrag zur Lehre von zentral entstehenden Schmerzen. Berliner klin. Wochenschr. 1892. S. 244.
127. Marchand, Die Atherosklerose. Eulenburgs Real-Enzyklop. d. ges. Heilkd. 1907. I. Bd. S. 792.
128. Marchand, Ueber Arteriosklerose. Verhdlg. d. Kongr. f. inn. Med. 1904.
129. Marie, P., État vermoulu du cerveau. Rev. neurolog. 1905. p. 1229.
130. Mendel, Ueber psychische Störungen nach Hirnhämorrhagien. Deutsche med. Wochenschr. 1882. S. 49.
131. Mendel, Ueber den Schwindel. Berliner klin. Wochenschr. 1895. S. 557.
132. Meyer, E., Die Ursachen der Geisteskrankheiten. Jena 1907.
133. Minkowski, Die Diagnose und Therapie der Arteriosklerose. Therap. Monatsschr. 1907. Bd. 21. H. 9.
134. Müller, K., Abdominale Arteriosklerose. XVI. Intern. med. Kongr. zu Budapest. Ref. Deutsche med. Wochenschr. 1909.
135. Müller, O., Zur Funktionsprüfung der Arterien. Deutsche med. Wochenschr. 1906. S. 1531 u. 1577.
136. Müller, O., Ueber Arteriosklerose. Deutsche Klinik. 12. Bd. S. 329.
137. Naka, Die pathologische Anatomie des senilen Rückenmarks. Arch. f. Psych. Bd. 42. S. 604.
138. Naunyn, Ueber die Beziehungen der arteriosklerotischen Gehirnerkrankungen zur Pseudosclerosis multiplex senescentium und zur Abasia senescentium. Volkmann's Sammlg. klin. Vortr. 1905. Nr. 391. Serie 14. H. 1.
139. Naunyn, Allgemeine Pathologie und Therapie in Schwalbe's Lehrbuch der Greisenkrankheiten. Stuttgart 1909. S. 18.
140. v. Noorden, Ueber Arteriosklerose. Med. Klinik. 1908. 4. Bd. S. 1.
141. Norburg, Arteriosclerosis as it affects the brain and spinal cord. Journ. of med. and surg. 1897.
142. Oberndorfer, Beitrag zur Frage der Lokalisation atherosklerotischer Prozesse in den peripheren Arterien. Deutsch. Arch. f. klin. Med. Bd. 102. 1911. H. 5 u. 6.
143. Olah, Psychosis arteriosclerotica. Ref. Neurol. Zentralbl. 1908. S. 1193.
144. Olah, Was kann man heute unter arteriosklerotischer Psychose verstehen? Psych. u. Neurolog. Wochenschr. 1910. S. 455.
145. Oppenheim, Ueber Dauerschwindel (Vertigo permanens). Monatsschr. f. Psych. u. Neurol. 29. Bd. S. 275.
146. Oppenheim und Siemerling, Die akute Bulbärparalyse und die Pseudobulbärparalyse. Charité Annalen 1887.
147. Dieselben, Mitteilungen über Pseudobulbärparalyse und akute Bulbärparalyse. Berliner klin. Wochenschr. 1886. S. 791.
148. Oppenheimer, Ueber Aortenruptur und Arteriosklerose im Kindesalter. Virch. Arch. Bd. 181. H. 2. S. 382. 1905.
149. Orthmann, Ueber Geistesstörungen bei Arteriosklerose. Neurol. Zentralblatt. 1898. S. 1071.
150. Osler, Lumelian lectures on Angina pectoris. Lancet 1910. 12. III.

151. Otto, Ueber Veränderungen des Opticus insbesondere bei Arteriosklerose. Ref. Arch. Bd. 25. S. 559.
152. Pactet, La pseudo-paralysie générale arthritique. Rev. de psych. 1901 (Mars).
153. Pal, Gefässkrisen. Leipzig 1905.
154. Pässler, Demonstration eines Falles von Dyskinesia arteriosclerotica. Ref. Arch. f. Psych. Bd. 42. S. 1088.
155. Patschke, Die Behandlung der Arteriosklerose des Zentralnervensystems mit Tiodine. Deutsche med. Wochenschr. 1911. S. 1513.
156. Perusini, Ueber klinisch und historisch eigenartige psychische Erkrankungen des späteren Lebensalters. Nissl und Alzheimers Arbeiten. III. Bd. S. 297.
157. Petren, Ueber den Zusammenhang zwischen anatomisch bedingter und funktioneller Gangstörung (bes. in der Form von trepidanter Abasie im Greisenalter. Arch. f. Psych. Bd. 33. S. 818; Bd. 34. S. 444.
158. Petren, Ueber die Verbreitung der Neurasthenie unter verschiedenen Bevölkerungsklassen. Deutsche Zeitschr. f. Nervenhlk. Bd. 17. S. 397.
159. Pic und Bonnamour, Des troubles médullaires de l'artériosclérose. Rev. de méd. T. 25. p. 104. 1904.
160. Pick, Initialerscheinungen der zerebralen Arteriosklerose und kritische Erörterung ihrer Pathogenese. Zwanglose Abhandlg. 8. Bd. H. 8.
161. Pick, Ueber die sogenannten miliaren Aneurysmen der Hirngefässe. Berliner klin. Wochenschr. 1910. Nr. 8—9. S. 325 u. 382.
162. Pilcz, Klinik der arteriosklerotischen Geistesstörungen. Wiener med. Wochenschr. 1911. S. 306.
163. Pilcz, Die psychischen und nervösen Erscheinungen bei Arteriosklerose des Gehirns. Wiener med. Wochenschr. No. 11. S. 625.
164. Posselt, Die klinische Diagnose der Pulmonalarteriosklerose. Münch. med. Wochenschr. 1908. S. 1625.
165. Probst, Ueber arteriosklerotische Veränderungen des Gehirns und deren Folgen. Arch. f. Psych. Bd. 34. S. 572.
166. Quincke, Krankheiten der Gefässe. Ziemssen'sches Handb. d. spez. Pathol. u. Therap. 1876. Bd. VI.
167. Rählmann. Zeitschr. f. klin. Med. 1889. Bd. 16. S. 606.
168. Redlich, Ueber miliare Sklerose der Hirnrinde bei seniler Atrophie. Jahrb. f. Psych. 17. Bd. S. 208.
169. Régis, La neurasthénie traumatique chez les artério-scléreux. Journ. de méd. lég. psychiatrique etc. T. 1. p. 3.
170. Ribbert, Arterienverkalkung. Deutsche med. Wochenschr. 1911. S. 2261.
171. Riebold, Ueber rasch vorübergehende zerebrale Hemiplegien und deren Erklärung. Münchener med. Wochenschr. 1910. S. 1063.
172. Riva, Arteriosklerose. Ital. Kongr. f. inn. Med. zu Rom. 1907.
173. Rohde, Zur Kenntnis arteriosklerotischer Schmerzen und deren Behandlung. Münchener med. Wochenschr. 1910. S. 217.
174. Romberg, Ueber Arteriosklerose. Verhandlg. d. Kongr. f. inn. Med. 1904. Ref. Neurol. Zentralbl. 1904. S. 423.

175. Romberg, Die Lehre von den Herzneurosen. Jahresvers. d. Gesellsch. Deutscher Nervenärzte. Ref. Deutsche Zeitschr. f. Nervenheilkd. 38. Bd. S. 171.
176. Romberg, Die Behandlung der Arteriosklerose. Deutsche med. Wochenschr. 1905. S. 1377.
177. Romberg, Arteriosklerose und Nervenleiden. Med. Korrespondenzbl. d. Württemberg. ärztl. Landesvereins. 1910. S. 581.
178. Rosenbusch, Zur Diagnose der arteriosklerotischen Erkrankungen der unteren Extremitäten. Berliner klin. Wochenschr. 1911. Nr. 38.
179. Rosenfeld, Psychische Störungen bei der vasomotorischen Neurose. Zentralbl. f. Nervenheilkd. 1908. S. 137.
180. Rossbach, Ueber einen eigenartigen Zerstörungsprozess der Hirnrinde. auf arteriosklerotischer Grundlage. (État vermoulu Pierre Marie's.) Zeitschr. f. d. ges. Neurol. u. Psych. Bd. 1. S. 92.
181. Rossi, L'arteriosclerosi del systema nervoso centrale. Pavia 1906.
182. Rudolf, Ueber den erhöhten Blutdruck bei Arteriosklerose. Münchener med. Wochenschr. 1911. S. 588.
183. Rumpf, Ueber Arteriosklerose. Münchener med. Wochenschr. Nr. 52. 1905.
184. Russel, On intermittent closing of cerebral arteries, its relation to temporary and permanent paralysis. British med. journ. 1909. Oct. 16. p. 1109.
185. Russel, The clinical value of Haemanometer observations. Lancet 13. II. 1909.
186. Saltykow, Aetiologie der Arteriosklerose. Korrespondenzbl. f. Schweizer Aerzte. Nr. 41. S. 940.
187. Sand, Anatomie pathologique et étiologie de l'artériosclérose. Semaine méd. 1910. p. 175.
188. Sander, Untersuchungen über die Altersveränderungen im Rückenmark. Deutsche Zeitschr. f. Nervenheilkd. Bd. 17. S. 369.
189. Sander, Paralysis agitans und Senilität. Monatsschr. f. Psych. 3. Bd. S. 155.
190. Sawada, Blutdruckmessungen bei Arteriosklerose. Deutsche med. Wochenschr. 1904. S. 425.
191. Schaefer, Ueber das Verhalten der Zerebrospinalflüssigkeit bei Dementia paralytica und einigen anderen Formen des Schwachsinns. Zeitschr. f. Psych. Bd. 59. S. 84.
192. Schnitzler, Zur Abgrenzung der sogenannten Alzheimer'schen Krankheit. Zeitschr. f. d. ges. Neurolog. u. Psych. Bd. 7. S. 34.
193. Schob, Ein eigenartiger Fall von diffuser, arteriosklerotisch bedingter Erkrankung der Gross- und Kleinhirnrinde. Zeitschr. f. d. ges. Neurol. u. Psych. Bd. 6. S. 60.
194. v. Schrötter, Ueber Arteriosklerose. Deutsche Klinik. Bd. 4. 2. Abt. S. 23.
195. Schupfer, Die senile und kardiovasale Epilepsie. Monatsschr. f. Psych. u. Neurol. Bd. 7. S. 282.
196. Schuster, Ueber den heutigen Stand der Arteriosklerose. Deutsche med. Ztg. Nr. 7. 1910.

197. Senator, Ueber die Arteriosklerose und ihre Behandlung. Therap. d. Gegenw. N.-F. Bd. 9, H. 3. S. 97. 1907.
198. Siemerling, Geistes- und Nervenkrankheiten in Schwalbe, Greisenkrankheiten. Stuttgart 1909.
199. Sihle, Zur funktionellen Diagnose der Arteriosklerose und zur Differentialdiagnose der Angina pectoris. Wiener klin. Wochenschr. 1904. Nr. 14.
200. Simon, Artériosclérose juvénile chez un phthisique atteint de néphrite chronique. Semaine méd. 1910. p. 406.
201. Sioli, Diskussionsbemerkung. Zeitschr. f. Psych. Bd. 51. S. 809.
202. van Spanje, Arteriosklerose. Tijdsch. voor Geneesk. No. 18. Ref. Deutsche med. Wochenschr. 1911. S. 2148.
203. Spielmeyer, Die Psychosen des Rückbildungs- und Greisenalters. Aschaffenburgs Handb. d. Psych. 5. Abtlg. 1912.
204. Spielmeyer, Ueber die Alterserkrankungen des Zentralnervensystems. Deutsche med. Wochenschr. 1911. Nr. 30. S. 1377 u. Nr. 31.
205. Stein, Endarteriitische Erkrankungen der Zerebralgefässe. Oesterreichische otolog. Gesellsch. 28. Nov. 1910. Monatsschr. f. Ohrenheilkd. Bd. 44. S. 1421. 1910.
206. Stengel, Nervous manifestations of arteriosclerosis. Amer. journ. of Med. Sc. Vol. 135, P. 2. p. 187. 1908.
207. Stertz, Ueber scheinbare Fehldiagnosen bei Tumoren der motorischen Region des Grosshirns usw. Neurolog. Zentralbl. 1907. Nr. 8 u. 9.
208. Stransky, Zur Lehre von den aphasischen, asymbolischen und katatonen Störungen bei Atrophie des Gehirns. Monatsschr. f. Psych. Bd. 13. S. 464.
209. Stricker, Ueber die Gefässnerven-Zentren in Gehirn und Rückenmark. Wiener Med. Jahrb. 1886. S. 1.
210. Theilhaber, Diskussionsbemerkungen. Ref. Münchener med. Wochenschr. 1902. S. 731.
211. Theissier, Les formes cliniques de l'artériosclérose. Progr. méd. T. 21. p. 33. 1908.
212. Thoma, Ueber die Abhängigkeit der Bindegewebsneubildung in der Arterienintima von den mechanischen Bedingungen des Blutumlaufs. Virchows Arch. f. path. Anatomie. Bd. 93. S. 443.
213. Tuczek, Ueber Begriff und Bedeutung der Dementia. Monatsschr. f. Psych. Bd. 14. S. 1.
214. Vogt, Ueber Gesichtsfeldeinengung bei Arteriosklerose. Ref. Monatsschr. f. Psych. Bd. 12. S. 154 u. Zeitschr. f. Psych. 1902. S. 719.
215. Warda, Zur Frage der Arteriosklerose der grossen Hirngefässe. Arbeit aus d. neurolog. Institut a. d. Wiener Universitätsklinik. Bd. 18. S. 361. 1910.
216. Walton und Paul, Arteriosklerose. Journ. of Am. Assoc. No. 3. Ref. Deutsche med. Wochenschr. 1908. S. 301.
217. Wandel, Ueber nervöse Störungen der oberen Extremitäten bei Arteriosklerose (Dyskinesia und Paraesthesia intermittens). Münchener med. Wochenschr. 1908. Nr. 44.

218. Weber, Veränderungen an den Gefässen bei miliaren Hirnblutungen. Arch. f. Psych. Bd. 35. S. 159.
219. Weber, Zur Klinik der arteriosklerotischen Seelenstörungen. Monatsschr. f. Psych. u Neurolog 23. Supplm.-Bd. S. 175.
220. Weber, Ueber arteriosklerotische Psychosen. Deutsche med. Wochenschr. 1908. S. 2199.
221. Weber, Arteriosklerotische Verstimmungszustände. Münchener med. Wochenschr. 1909. No. 30. S. 1524.
222. Weber, Hirnarteriosklerose. Deutsche med. Wochenschr. 1911. S. 2259.
223. Weber, Atypische Formen der arteriosklerotischen Hirnerkrankungen. Arch. f. Psych. Bd. 45. S. 755.
224. Weiss, Die Pathologie der Arteriosklerose. Petersburger med. Wochenschr. 1909. Nr. 35. S. 473.
225. Weitz, Diskussionsbemerkung. Neurolog. Zentralbl. 1912. Nr. 10. S. 662.
226. Westphal, Zur Differentialdiagnose der arteriosklerotischen Psychosen und der Dementia paralytica. Zeitschr. f. Psch. Bd. 65. S. 843.
227. Wiesel, Der heutige Stand der Lehre von der Arteriosklerose (Atherosklerose) und ihre medikamentöse Behandlung. Wiener klin. Wochenschr. 1909. S. 401.
228. Wilbrand und Sänger, Die Neurologie des Auges. 4. Bd. S. 238.
229. Windscheid, Ueber die durch Arteriosklerose bedingten Nervenkrankheiten. Neurolog. Zentralbl. 1901. S. 1069.
230. Windscheid, Arteriosclerosis cerebri mit angeblichen psychischen Störungen als Unfallfolge abgelehnt. Aerztl. Sachverst.-Ztg. 1909. S. 469.
231. Windscheid, Die Beziehungen der Arteriosklerose zu Erkrankungen des Gehirns. Münchener med. Wochenschr. 1902. S. 345.
232. Windscheid, Ueber die durch Arteriosklerose bedingten Nervenkrankheiten. Arch. f. Psych. Bd. 35. S. 578.
233. Winternitz, W., Ueber intermittierendes Hinken. Münchener med. Wochenschr. 1912. S. 961.
234. Wollenberg, Geistesstörungen bei Arteriosklerose. Binswanger-Siemerling. Lehrb. d. Psychiatrie. 3. Aufl. 1911.
235. Ziehen, Psychiatrie. 4. Aufl. Leipzig 1911. S. 798.
236. Zingerle, Die Geistesstörungen a. arteriosklerotischer Grundlage. Dittrich's Handb. d. ärztl. Sachverständigentätigkeit Bd. 9.
237. Zingerle, Ueber Geistesstörungen im Greisenalter. Jahrb. f. Psych. Bd. 18. S. 256.

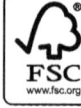

MIX
Papier aus verantwortungsvollen Quellen
Paper from responsible sources
FSC® C105338

If you have any concerns about our products,
you can contact us on
ProductSafety@springernature.com

In case Publisher is established outside the EU,
the EU authorized representative is:
**Springer Nature Customer Service Center GmbH
Europaplatz 3, 69115 Heidelberg, Germany**

Printed by Libri Plureos GmbH
in Hamburg, Germany